Welt der Bilder III

Seit Anbeginn versucht der Mensch, die Welt der Erscheinungen im Bild festzuhalten. Stets schuf er dabei mehr als bloße Abbilder der Wirklichkeit. Das Bild ist Wirklichkeit mit dem doppelten Boden psychologischer oder sinnesphysiologischer, soziologischer oder technologischer Voraussetzungen. Dem Phänomen Bild unter diesen Aspekten nachzuspüren, ist Absicht dieser Reihe.

Wir leben in einem visuellen Zeitalter. Unser Alltag ist von Bildern umstellt. Wer sich die optische Sensibilität bewahren will, wer die Wirkungsmechanismen der Bilder erkennen will, wird in der neuen Reihe viele Anregungen finden. Ihre Bände kombinieren, thematisch klar gegliedert, eine Fülle ungewöhnlicher Bilder mit wissenschaftlicher Erläuterung ihrer Funktionen und Zusammenhänge.

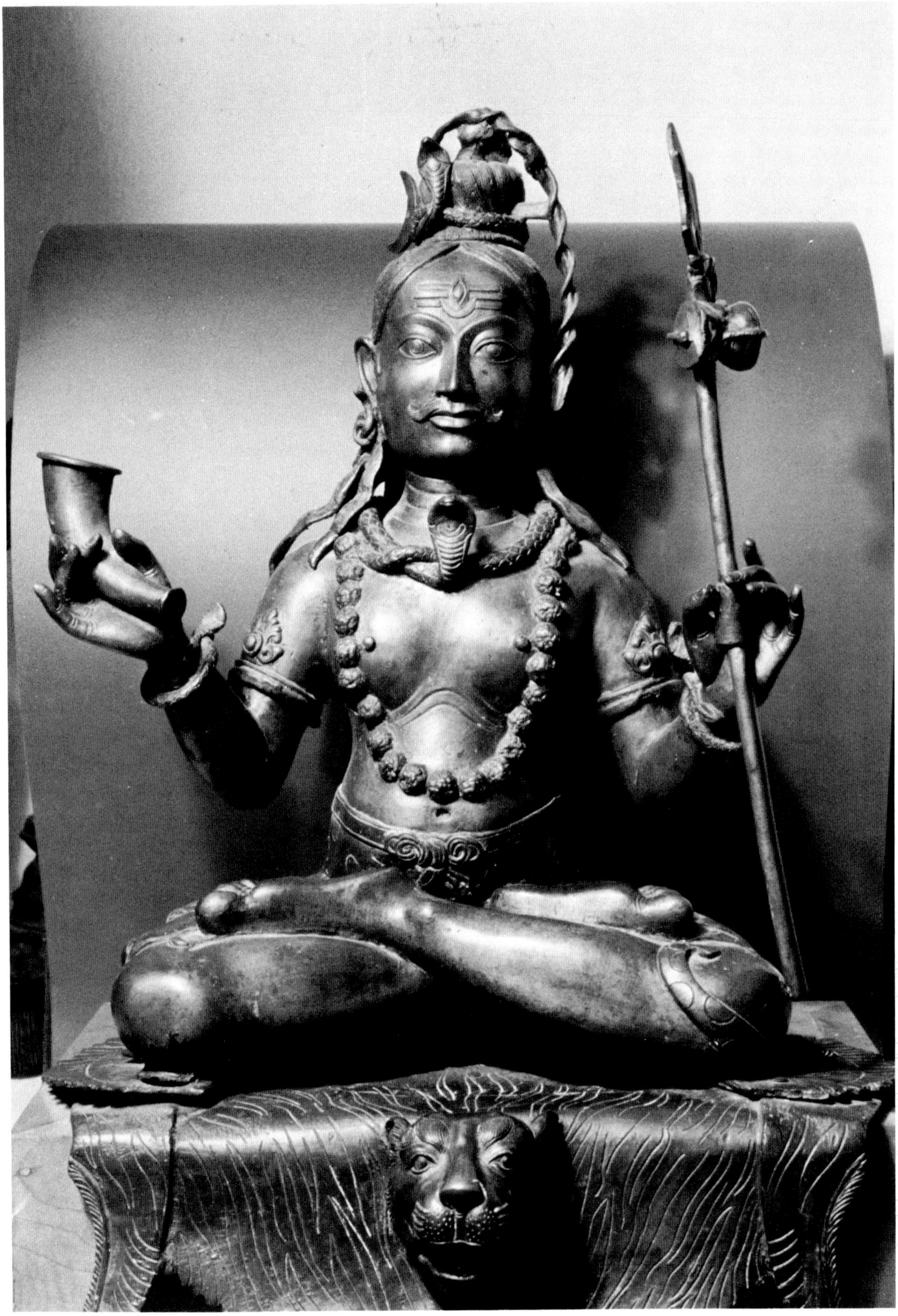

Detlef-I. Lauf

Das Bild als Symbol im Tantrismus

Die indischen Tantras als praktische Führer
zur seelischen Ganzheit
des Menschen

Heinz Moos Verlag München

Zum Autor:

Dr. Detlef I. Lauf, Tibetologe und Religionswissenschaftler. Geboren 1936 in Würzburg. Studierte Kunstgeschichte und bildende Kunst in Florenz, Sprachen und Religionen des indischen Raumes in München und Psychologie in Zürich. Mehrere große Studienreisen nach Indien, den Ländern des Westhimalaya, Nepal, Sikkim und Bhutan. Vorlesungstätigkeit in verschiedenen europäischen Institutionen über Religionen Indiens und Zentralasiens sowie über vergleichende Religionspsychologie.
Vom gleichen Verfasser liegen zahlreiche Fachpublikationen vor.
1972 erschien in Bern ›Das Erbe Tibets‹
Lauf ist Dozent am C. G. Jung Institut Zürich.

Die Abbildung auf der Umschlagseite zeigt den großen indischen Gott Śiva gemeinsam mit Śakti, seiner göttlichen Partnerin. Aus einer indischen Miniatur, etwa 18. Jahrhundert. Die tibetische Schrift über dem Bild ist ein bedeutendes Anrufungsmantra an den großen Guru Padmasambhava, der als erster die Lehren des buddhistischen Tantrismus in Tibet verbreitete.

1 Der große Gott Śiva ist Ziel aller indischen Gottsucher durch Yoga und Tantra; er wohnt auf dem heiligen Berge Kailash in Tibet. Die meisten Lehren des Yoga und der Tantras suchen die Einheit mit Śiva zu erreichen. Die große Bronze zeigt ihn auf einem Tigerfell sitzend, in der rechten Hand ein Horn und in der Linken einen Dreizackstab mit der Ḍamaru haltend. Als Bekränzung trägt er die Schlange der Kuṇḍalinî-Energie und den Gebetsperlenkranz (rudraksamâlâ). In seinem Haarschopf befindet sich der Halbmond und ein Symbol des Stromes der Erleuchtungsenergie, die zur Schulter herabfließt.

Gräfelfing vor München · Printed in Germany

Reproduktionen: Haußmann Reprotechnik, Darmstadt
Gesamtherstellung: G. J. Manz AG, Dillingen/Donau
ISBN 3-7879-007 1-4

Vorwort

Obwohl die Kultur und Religion Indiens in den letzten Jahrzehnten in Europa auf immer größeres Interesse stoßen, ist es dennoch schwierig, über die religiösen Aspekte Indiens Bücher zu finden, die weder naiv und enthusiastisch mißverstehend diese an sich fremde Welt zeigen wollen, noch derart vom Spezialisten her geschrieben sind, daß der interessierte Laie nichts damit anzufangen weiß. Gerade deshalb sind die Ausführungen von Dr. Detlef-I. Lauf »Das Bild als Symbol im Tantrismus« von großer Bedeutung. Es gelingt ihm, den gebildeten Laien in die zunächst einmal fremde Welt des Tantrismus einzuführen.
Im vierten Kapitel weist der Autor auf Querverbindungen zur Psychologie hin. Von der analytischen Psychologie aus findet man den Weg zum Verständnis des Tantrismus vor allem über das Symbol. Das Symbol, nicht als ein Zeichen oder eine Allegorie, sondern als eine Darstellung von etwas, das sich rein denkerisch nicht klar und überzeugend formulieren läßt, verbindet den Psychologen mit der Welt des Tantrismus. Jemand, der viel mit Träumen arbeitet und sich intensiv mit deren Symbolen befaßt, wird durch »Das Bild als Symbol im Tantrismus« sehr angeregt. Die Symbole des Tantrismus lassen sich zum Teil auch in Träumen moderner europäischer Menschen finden.
Wir sind dem Autor sehr dankbar für die Auswahl der Bilder. Er bietet uns hier tatsächlich Kostbarkeiten an. Es wären aber ohne den dazugehörigen Text auch für den in Symbolen sehr versierten Psychologen und Analytiker viele Bilder nur schwer verständlich. Dasselbe gilt in noch größerem Maße für den psychologischen Laien. Zum Verständnis indischer Symbole braucht es eben doch spezieller Kenntnisse. Man muß wissen, was diese oder jene Anordnung, Geste oder Figur ausdrücken will.
Es ist für den modernen Europäer doch schwierig, zum Indischen im allgemeinen und zum Tantrismus im speziellen zu einem wirklich fruchtbaren Verhältnis zu kommen. Die kritiklose und oft auch mißverstandene Bewunderung alles Indischen durch die Mehrzahl der westlichen Indien-Pilger macht uns mißtrauisch oder veranlaßt uns sogar zum Widerspruch. Denn ein Pseudoverständnis indischer Religionen kann auch unheilvolle Verbindungen zur Psychologie herstellen, die zu falschen Schlüssen verleiten. Junge Leute begeistern sich zuerst für Yoga und glauben dann schließlich, dasselbe in esoterisch betriebener Psychoanalyse finden zu können. So besteht leicht die Gefahr, daß über diese Verbindungen aus der Psychologie eine Pseudoreligion gemacht wird, die man in falsche Beziehungen zur indischen Geisteswelt setzt.
Von all dem ist in diesem Buch nichts zu finden. Hier geht es um das rechte, auf bewundernswerter Fachkenntnis beruhende Verständnis des Tantrismus. Der Autor verfügt aber auch über eine profunde Kenntnis der Psychologie und kann in diesem Sinne als echter Kenner der beiden so verschiedenen und doch so verwandten Gebiete höchst anregende Verbindungen herstellen.
Zum Schluß noch eine kleine Anregung zum Gebrauch dieses Buches. Zuerst sollte man einmal die Bilder betrachten und die damit verbundenen Vorstellungen auf sich wirken lassen, ohne den Text gelesen zu haben. Dieses erweckt in einem dann den Wunsch, nun Genaueres von dem verstehen zu wollen, was hinter dem Sinn der Bilder verborgen liegt. Hat man den Text gelesen, so kann man sich schließlich mit einem erweiterten Verständnis wieder der Bildbetrachtung zuwenden.

Dr. med. A. Guggenbühl-Craig

C. G.-Jung-Institut Zürich

Inhalt

Vorbemerkung des Verfassers: Dieses Buch stellt den bescheidenen Versuch dar, einen knapp gehaltenen Einblick in die Denkweise der Tantras zu vermitteln. Die hier gebrachte Fülle und Verschiedenartigkeit des Bildmaterials läßt erkennen, daß in diesem Rahmen zu vielen Aspekten der tantrischen Symbolwelt keine oder nur ungenügende Aussagen gemacht werden konnten. Eine umfassende Betrachtung dieses Themas müßte noch viele Dinge berücksichtigen, die in der jetzigen Fassung des Buches nicht gebracht werden konnten. So bleibt zu hoffen, daß in der gebotenen möglichst breiten Übersicht genügend Ansätze vorhanden sind, sich eingehender mit der Erscheinung des Tantrismus zu beschäftigen. Die in Klammern verwendeten Termini sind durchweg aus dem Sanskrit entnommen, die tibetischen Begriffe sind besonders als solche ausgewiesen.

I. Yoga als Technik zur physischen und psychischen Entwicklung von Körper und Geist

Wenn wir die Lehren des Tantrismus richtig beurteilen wollen, so ist es erforderlich, auf seine Grundlagen zurückzugreifen, die zum Teil sehr alt und vor allem im indischen Yoga begründet sind. Da die Techniken des Yoga einen so essentiellen Anteil der tantrischen Denk- und Lebensweise ausmachen, müssen wir einen kurzen Einblick in das Wesen des Yoga voraussenden.
Überblicken wir das ganze Lehrgebäude des Yoga, so läßt sich sagen, daß die Grundideen des Tantrismus bereits im Yoga und auch schon in der vedischen Philosophie zu finden sind. Es ist eine für die indische Kultur charakteristische Erscheinung, daß sie immer ganzheitlich auftritt, das heißt, daß man Philosophie, Religion, Kunst und Kultur kaum voneinander isoliert betrachten kann, da alle Erscheinungen in einem echten Zusammenhang miteinander stehen. So ist es schließlich auch mit dem Yoga, der zwar eine praktische und auf psychophysischen Techniken beruhende Lehre der Lebensmeisterung ist, der jedoch gleichzeitig auf vielen Gebieten eng mit den religiösen Lehren und der Philosophie Indiens verbunden ist.
Yoga kommt aus dem Wissen von der grundsätzlich erkennbaren kausalen Bedingtheit aller Lebens- und Handlungsabläufe, und das Gesetz dieser ursächlichen Tatauswirkungen wird Karma genannt. Alles Geschehen in der Welt wie auch die vom Menschen begangenen Handlungen unterliegen also einem scheinbar unausweichlichen Gesetz von Ursache und Wirkung, welches den einsichtigen Menschen dazu bringen sollte, auf die karmischen Folgen seines Handelns für sich selbst zu achten.
Durch Yoga als Praxis erkennt der indische Mensch die Vergänglichkeit der irdischen oder materiellen Welt und er begreift ihre Eigenschaften als die große Täuschung (mâyâ). Für den Inder ist also die ganze Welt zwar durchaus real vorhanden und empirisch erfaßbar, in ihrem eigentlichen Dasein jedoch ist sie eine Täuschung oder große Illusion (mâyâ). Die Ursache dieser Täuschung liegt einerseits in der falschen Identifikation mit der Erscheinungswelt und andererseits in der tiefsten Sehnsucht der menschlichen Seele nach unendlicher Dauer des vollkommenen Guten, des Glückszustandes oder des irdischen Daseins. Immer ist für den Menschen in dieser Welt ein Anlaß gegeben, sich nicht mit ihr in voller Einheit fühlen zu können, sie nicht im Ganzen erfahren zu können, und daher unter ihrer Vergänglichkeit und Flüchtigkeit zu leiden.
Eine große Illusion (mahâmâyâ) ist die äußere Welt auch deshalb, weil der Erfahrungswert der greifbaren und sichtbaren Dinge immer nur durch den Faktor Zeit begrenzt sein kann und daher einer absoluten und zeitlosen Wirklichkeitserfahrung entbehren muß. In einer an Dingen überreichen Welt gibt es also nichts, was einen Menschen für die ganze Spanne seines Lebens in den Zustand eines permanenten Glücks versetzen könnte. So sehr auch die Welt dazu angetan ist, negative Erlebnisse und Eindrücke zu vermitteln, so sehr zwingt sie eben durch diese Gegenwart den Menschen zu einer Einsicht in die Notwendigkeit, mit dieser objektiven Welt zu leben, die so viel Täuschung verursacht. Hierin aber liegt gerade der Angelpunkt zum Verständnis der tantrischen Lehren, die sich auf der aktiven Seite gerade mit dieser Gegensatzproblematik beschäftigen, um aus ihr einen Ausweg durch Ausgleich zu finden. Der Tantrismus befaßt sich mit den Fragen der Wirklichkeitserfahrung, um das Irrationale, das über die Wirklichkeit Hinausgreifende zu verstehen. Denn genau jenes Irrationale, das permanente Gefühl von der Unvollkommenheit der psychischen Totalitätserfahrung des Menschen ist es, das den Menschen auf sein Leiden an der Welt aufmerksam macht und ihn unter der Beschränkung leiden läßt.
Der Tantrismus kann und soll daher keine Heilslehre im Sinne einer Offenbarung oder eines Glaubenssatzes sein, da er den Menschen nur lehrt, in dieser Welt und trotz ihrer negativen Aspekte um so bewußter und realer zu leben und diese zu erleben. Das Ziel ist, in dieser Welt der Mâyâ das Transzendente zu erahnen, und es, gemessen an den ihm entgegenstehenden realen Dingen und Bindungen, zu pflegen. Die Welt des Vorhandenen und des Möglichen zu erkennen und zu verstehen, ist aber nur die eine Seite der Wirklichkeit. Die andere Welt, die des auf gewöhnlicher Ebene Unmöglichen sowie des Transzendenten oder des Göttlichen alleine zu begreifen, ist ebenfalls nur eine Seite des Seins. Der Yoga und bald auch der Tantrismus verfolgen die Aufgabe, beide Welten zu vereinen, um sie in dieser Welt und

in diesem menschlichen Körper und seinem Bewußtsein erfahrbar zu machen.
Das Transzendente oder Absolute wird in Indien ganz bewußt nur mit möglichst weit gefaßten Überbegriffen bezeichnet als Nirvâṇa, Brahman, Âtman (reines Selbst), als Puruṣa (Geist) oder als Bewußtsein. Die Anzahl solcher Begriffe ist noch wesentlich größer und die verschiedenen Schulen legen die Betonung jeweils auf bestimmte Aspekte, weshalb wir uns hier nicht auf eine einzige und allgemeingültige Definition festlegen dürfen.
Die Anhaltspunkte sind unendlich in der Zahl und letzthin niemals streng abgegrenzt gegen den Bedeutungsumfang eines nächstmöglichen Begriffs.
Der Yoga wie auch der Tantrismus gehen davon aus, daß es eben eine Seele oder ein Bewußtsein oder ähnlich zu Bezeichnendes gibt, Erscheinungen jedenfalls, die zu unbegrenzter Wandlung und zur Transzendierung fähig sind. Das, was jenseits unserer näheren oder direkten Erfahrungsmöglichkeiten der Psyche liegt, wird als Brahman, Nirvâṇa oder – wie im klassischen Yoga – als Iśvara, der höchste Gott, bezeichnet. Diese Begriffe stehen also für die andere Welt, die genau gegenüber der gegenständlichen und scheinhaften Welt des Irdischen zu suchen ist. Wird aber dieses gesucht und uns als Realität bewußt, dann sollte der Mensch lernen, jene Welt auch in diesem Leben zu verwirklichen. Gelingt dies aber nicht, dann wäre nach dem tantrischen Standpunkt auch die transzendente Welt nur ein Gebäude aus Begriffen und daher für den Unwissenden eine Illusion. Die Systeme des Yoga dienen daher dazu, der transzendenten Erfahrung nahe zu kommen und dadurch Freiheit von Bindungen zu erlangen. In kurzen Worten könnten wir auch sagen: Yoga ist ein Weg der systematischen Loslösung von der Welt der Objekte, und zwar in der Art, daß eine innere Lösung der Bindungen an diese materiellen und daher vergänglichen Dinge erreicht wird.
Daraus erkennen wir bereits die Richtung des Yoga, nämlich Einkehr und das Zurückziehen des größeren Teils von Einzelbesetzungen des Bewußtseins in der Außenwelt zugunsten einer verstärkten Selbstfindung. Eine Zentrierung auf die eigenen Kräfte des Bewußtseins und eine Erschließung der inneren seelischen Substanz ist nur möglich, wenn der Mensch auf einen Teil seiner nach außen gerichteten Interessen verzichten kann.
Die Notwendigkeit zu solcher Erkenntnis ergibt sich aber wieder aus einer klassischen indischen Fragestellung des Yoga, nämlich nach dem Sinn von *Wissen und Unwissenheit* oder von Illusion (mâyâ) und Wirklichkeit oder Wahrheit. Unwissenheit ist für den Yoga und alle tantrischen Lehren das Verweilen im Nichtwissen und in den Verstrikkungen in die trugvollen Erscheinungen der objektiven Welt. Nicht die Dinge selbst sind es, die dem Menschen zum Schaden gereichen, sondern seine dauernde *Identifikation* mit ihnen, indem er seine Wünsche mit der äußeren Welt gleichsetzt.
Avidyâ, das Nichtwissen, ist also eine direkte Folge aus der irrtümlichen Gleichsetzung des reinen Geistes (puruṣa) mit der großen Illusion. Als Wahrheit und erstrebenswertes Ziel dagegen gilt dem Inder die Befreiung und Erlösung von den Bindungen an die Mâyâ. In Asien ist *Wahrheit* weniger ein philosophischer Terminus als *ein Zustand der Selbstfindung.* Wahrheit hat daher in den Systemen des Yoga im wesentlichen einen finalen Charakter als Zielvorstellung für die endgültige Freiheit des Menschen vom Leiden und von der Abhängigkeit. Zugleich ist Wahrheit auch die Verwirklichung des Göttlichen, die Einheit mit Brahman, oder die Erleuchtung als der höchste Zustand der bewußten Gegenwart. Beziehen wir den Begriff der Wahrheit als das erstrebte Ziel auf die Vorstellungen von Seele, reinem Selbst, Darstellung der wahren Natur des Bewußtseins oder Vereinigung mit dem Prinzip des Göttlichen, des Gottes (iśvara), dann wird deutlich, daß der Yoga das Erlangen der Wahrheit und damit der höchsten Erkenntnis als ein soteriologisches Ziel anerkennt, das von jedem individuell und daher auch anders erfahren werden muß. Es gibt deshalb im indischen Denken an sich keine Gegensätzlichkeit von Wahrheit und Unwahrheit, sondern nur verschiedene Grade der *einen* Wahrheitsfindung.
Die Zerstreuung des Geistes an die Objekte der Außenwelt bedeutet für das innere Selbst einen Verlust an Möglichkeiten, sich zu erkennen. Der Yoga führt zur Konzentration des Geistes auf den Bereich der Innenwelt und damit zur Einung aller Funktionen des Bewußtseins auf die psychische Mitte. Das Finden des Puruṣa als des reinen inneren Geistwesens gilt als höchstes Ziel des Yoga, da es in Bezug auf die Innenwelt zur gleichen Tiefe führt wie auf der anderen Seite die Erkenntnis der Transzendenz, die weit über die Fassungskraft des intellektuellen Vermögens hinausgeht.
Als technische Mittel verwendet der indische Yoga aller verschiedenen Richtungen physische Übungen zur Selbstkontrolle des Organismus. Sie gelten als unbedingte Vorstufe zum Erlernen der psychischen Beherrschung der weit subtileren Vorgänge des seelischen Lebens. Die zwei wichtigsten äußeren Techniken sind die körpergerechten Stellungen (âsanas) und die Atemkontrolle, die bereits zu einer verfeinerten Übung der inneren Überwachung der Sinne führt. Dann folgen weitere Übungen auf der Ebene der Sinne, wie etwa die Konzentration auf einen Punkt (ekâgrata), auf eine geschriebene oder auch geistig vorgestellte mantrische Silbe, ein Licht oder Bild. Anfangs sind diese Konzentrationsübungen auf äußere Punkte

gerichtet, später auf innere Bilder und Erscheinungen an der Oberfläche des psychischen Geschehens. In seinen höheren Übungen führt der Yoga zur gleichmäßigen und ununterbrochenen Geistessammlung und Konzentration, womit bereits eine wesentliche Erweiterung der geistigen Fähigkeiten eintreten kann. Bei diesen Konzentrationsübungen und beim Erreichen der ersten großen Einheitserlebnisse können – gleichsam als Nebenwirkungen – sogenannte höhere oder übernatürliche Kräfte (siddhi) auftreten, von denen uns viele Texte der indischen Siddhas (oder vollendeten Yogis) aus dem Hinduismus und dem Buddhismus berichten.

Die höchste Stufe des Yoga ist der Samâdhi, das Verweilen in einem Zustand der „Zweiheitslosigkeit", in dem der Suchende und das Objekt des Suchens nicht mehr unterschieden wahrgenommen werden können. Die große Einswerdung ist auch im Tantrismus das Ziel, das zu einer Vollendung des Menschen führen soll. Im klassischen Yoga des Patañjali, dem indischen Gelehrten, der das berühmte Yoga-Sûtra verfaßt hat, führt der Yoga zur Einswerdung mit dem theistischen Ziel des höchsten Gottes (iśvara).

Der Weg zu einer neuen Wirklichkeitserfahrung durch Yoga führt zu den unbekannten Tiefen des menschlichen Unbewußten. Dieser Weg kann daher nicht ohne weiteres allein und unkontrolliert beschritten werden. Deshalb fordert der Yoga einen geistigen Führer, den Guru, der zuvor selbst alle Tiefen und Höhen des seelischen Lebens durchschritten hat. Diese Gurus sind es auch, die in langer Überlieferung ein System der Initiation entwickelt haben, durch das das Yogawissen an den Schüler übermittelt wird. Die einzelnen Stufen und Formen der Einweihung werden dabei jeweils den inneren Fortschritten der Schüler angepaßt. Im Tantrismus werden die mit Initiationen verbundenen Riten der Übertragung des geheimen Wissens selbst zu einem Mittel der symbolischen Erläuterung der Lehren. Das Ritual ist dann ein lebendiges Abbild derjenigen Erkenntnisvorgänge, die sich im Bewußtsein der Teilnehmenden abspielen sollen.

Der indische Yoga in allen seinen verschiedenen Lehrformen, beginnend von den Grundstufen des Hatha-Yoga bis hin zu den höchst verfeinerten Systemen der spirituellen Lebensführung, wie sie durch den tantrischen Yoga erstrebt wird, muß trotzdem unbedingt als eine praktische Disziplin verstanden werden. Das auf die angewandte Lebenspraxis bezogene Übungssystem des Yoga wird dann zu einer Technik des wahrnehmenden und bewußten Durchdringens der Außenwelt und zum Erschließen der psychischen Kräfte der Innenwelt. Hier greifen auch die Erfahrungen der indischen Philosophie aus dem Vedânta und den Upaniṣads sowie aus den vielen Schulen der buddhistischen Philosophie ein, die alle den Yoga mit ihrem Gedankengut durchdrungen haben. Durch den Hinduismus und den Buddhismus gelangte der Yoga in beiden Religionen zur höchsten Entwicklung und wurde dabei zu einem unentbehrlichen Hilfsmittel, nicht zuletzt um auch das soteriologische Ziel der Religionen, Befreiung und Erlösung, zu erlangen. Die Erkenntnis, der zur inneren Befreiung führenden Wahrheit rückt in den Mittelpunkt der Übungen des Yoga.

Im Zentrum des indischen Yoga steht die Suche nach dem Selbst (âtman), dem Erkennen und Erleben des seelischen Prinzips oder des reinen Geistes (puruṣa). In seinen Qualitäten wird dieses Geistige oder das reine Selbst unter einem dreifachen Aspekt erkannt und zusammengefaßt als die ursprünglichste Empfindung von Sein (sat), Bewußtsein (cit) und Seeligkeit (ânanda). Diese drei Eigenschaften des menschlichen Geistes sind, bevor sie mit der Welt der Sinne und der Triebe in Konflikt geraten, von Anfang an noch im Zustand der ungeteilten Einheit. Die drei Eigenschaften werden auch als die Urerfahrung des befreiten Bewußtseins bezeichnet.

Dieser Weg zurück zu den Quellen des eigenen Seins ist die Aufgabe des Yoga. Sie wurde durch den Tantrismus noch weiter entwickelt und zu einer alles umfassenden Lehre ausgebaut. Durch Yoga werden die intellektuellen Fähigkeiten des Menschen genutzt und so erschlossen, daß mit Hilfe der Kraft des Intellektes die Übung des unterscheidenden Denkens (viveka) begonnen werden kann. Sie steht am Anfang aller Entwicklung und Analyse, die zum Selbst führen soll. Nur durch das ständige Üben im unterscheidenden Denken können der Weltzusammenhang, der Weg der Befreiung und auch das Ziel erkannt werden.

Je mehr das Individuum die Welt durchdringt und auf der anderen Seite zum inneren Wesenskern des eigenen Selbstes und seinem Uranfang zurückfindet, um so mehr wird der eigene Geist die Führung übernehmen und die Freiheit erlangen.

Die wirkliche Erlösung und Befreiung, das heißt, das Gewahrwerden des Transzendenten oder des unbegrenzten Selbst, übersteigt dann alle Mittel des Yoga und kann auch des Intellektes entbehren.

Die anzuwendende Übung des Erkennens der Daseinszusammenhänge jenseits des Dualismus ist schließlich eine der vitalen Grundlagen des Tantrismus. Erreicht ein Mensch den Zustand der inneren Einheit, die ihn in dieser Welt bereits zu einer Freiheit von und gegenüber dieser Welt führt, dann ist er ein „im Leben Befreiter" (jîvanmukta).

Durch Yoga wird also der Mensch zu sich selbst hingeführt. Was er hier bei sich als höchstes Ziel erstreben kann, ist – je nach den verschiedenen Definitionen der indischen Yogaschulen – die Seele,

das allwissende Bewußtsein oder das reine Selbst. Somit erweisen sich die Yogatechniken als Mittel zur bewußten Rückbeziehung auf die seelische Mitte und den wahren Ursprung des „göttlichen Selbstes" (âtman). Yoga führt zu den Quellen des Sein vor dem Beginn der individuellen Evolution. Hier nun greift der Tantrismus ein als eine Lehre von der bewußten Meisterung des Daseins, von der absichtlichen Nutzung aller durch die Welt gebotenen Möglichkeiten, von der gezielten Verwendung aller Kräfte der Sinne und des Geistes. Tantra fordert geradezu dazu heraus, sich mit der Welt, also gerade auch mit ihrem negativen Aspekt, aktiv auseinanderzusetzen. Hat nämlich der Mensch einmal seine psychische Zentrierung erlangt, so kann er dort innen nicht alleine in mönchischer Abgeschiedenheit und jenseits aller Beziehungen zur Welt existieren, ohne nicht gänzlich von ihr getrennt zu werden. Durch Yoga finden wir zurück zur ungeteilten Kraft der Seele und zurück zu einem seelisch ganzen Zustand jenseits des Dualismus. Hier am Anfang der ganzheitlichen Gegenwart des menschlichen Bewußtseins findet sich aber auch der Schlüssel zur Schöpfung, die ganze Kraft zur Durchdringung der stofflichen Welt. Der tantrische Yoga setzt zwar zuerst eine Einheit des Geistes und die Kenntnis der eigenen Tiefen des Bewußtseins voraus, hält aber die völlige Entfernung oder gar Entfremdung von der materiellen Welt, in der wir zu leben gezwungen sind, für nicht gemäß.
Im Gegenteil, sich aus dieser irdischen Welt zu entfernen und sie zu meiden gilt dem Tantriker als eine andere Ausdrucksform der großen Illusion, der Unwirklichkeit des wahren Seins.
Daher verlangt der Tantrismus eine andere Daseinserkenntnis, eine Seinsweise, die es ermöglicht, ganz in dieser Welt und mit dieser Welt zu leben, und doch innerlich von ihr frei zu sein. Von dem erhöhten Standpunkt einer *neu begriffenen* Welt aus vertritt der Tantrismus den energetischen Aspekt des Bewußtseins, aus dessen Mitte beide Kräfte, die der Evolution und der Involution möglich sind.
Die ursprüngliche schöpferische Potenz des Bewußtsein wurde daher im Tantrismus als die große Śakti oder Kuṇḍalinî bezeichnet. Sie ist eine weibliche Kraft.
Wenn sich in vielen Yogatexten hohe intellektuelle Aussagen von philosophischer Tiefe und umfassender Wirklichkeitserkenntnis finden, so ist dies meist ein Ergebnis von konstanter Übung, Anstrengung und langer praktischer Arbeit am Individuum. Es darf nicht übersehen werden, daß Yoga primär eine Praxis ist, eine kombinierte Sammlung physischer und psychischer Methoden, die konsequent durchgeführt werden müssen. Erst auf den jeweiligen Stufen des Yoga ergeben sich dann die weiteren Ausblicke auf die Ziele künftigen Handelns. Mit der Praxis des Yoga ergeben sich aber gerade am Gegenstand der menschlichen Psyche als dem Objekt der Erforschung die größten Hindernisse und Probleme, denn es kann Erfahrung nur dort gesammelt werden, wo man sie zuvor an sich selbst erkannt und erlitten hat.
So können wir sagen, daß die Praxis des Yoga vor allem erst einmal die Funktionen des Seelischen und seine Beziehungen zur Umwelt sichtbar macht und sie in die Sphäre der bewußten Anschauung und des Erlebens rückt, um sie dann kontrollieren oder verändern zu können. Das ist ein Vorgang psychischer und analytischer Technik, der zuerst objektiviert und dann die entsprechenden Maßnahmen ergreift.
In der Folge fordert Yoga die Erkenntnis des Lebens, die Lebenserfahrung und die durch die scheinhafte Welt der Mâyâ gegebene Leidenserfahrung, um dann zu einer entsprechenden Weise der Loslösung gelangen zu können. Die ganze empirische Welt, die äußere, gegenständliche, und die innere Welt des Bewußtseins sollen durch Yoga aufgeschlossen, erkannt und gemeistert werden. Während aber der Yoga allein den reduktiven Weg der Selbstanalyse und der Selbstverwirklichung geht, hat der Tantrismus zusätzlich die entgegengesetzte Richtung eingeschlagen, nämlich die Erfahrung der äußeren Welt als ein Abbild des inneren Aufbaus des Menschen. Für den Tantrismus ist Mâyâ, die Welt der Illusion, nicht ein zu meidender und zu fliehender Zustand, sondern das wahre Übungsfeld des Geistes, um sich gerade dort zu bewähren, um gerade mit dieser Welt und ihren Möglichkeiten zur großen Freiheit zu gelangen.

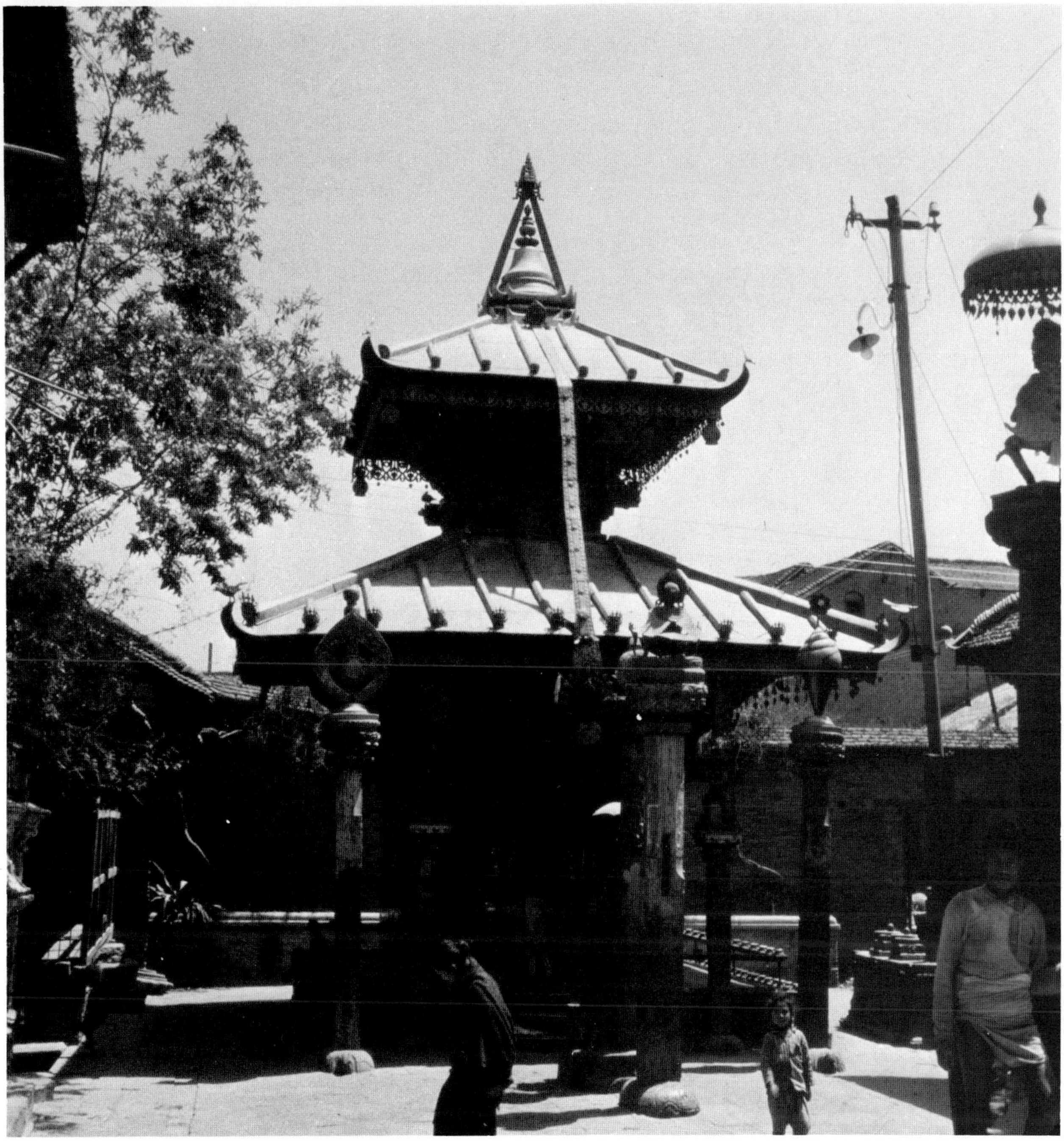

2 Nepal ist eine bedeutende kulturelle Heimat der indischen Religionen und besonders der tantrischen Tradition. Vor einem Tempel des Viṣṇu mit vergoldeten Kupferdächern in Bhaktapur befinden sich seine Embleme Sonnenfeuerrad und weiße Schneckenmuschel als vergoldete Bronzesymbole auf steinernen Säulen. Auf dem Lotusthron der mittleren Säule befindet sich der göttliche Vogel Garuḍa, das Tragtier des Viṣṇu; Bhakpati Narayan Tempel in Bhaktapur, Nepal.

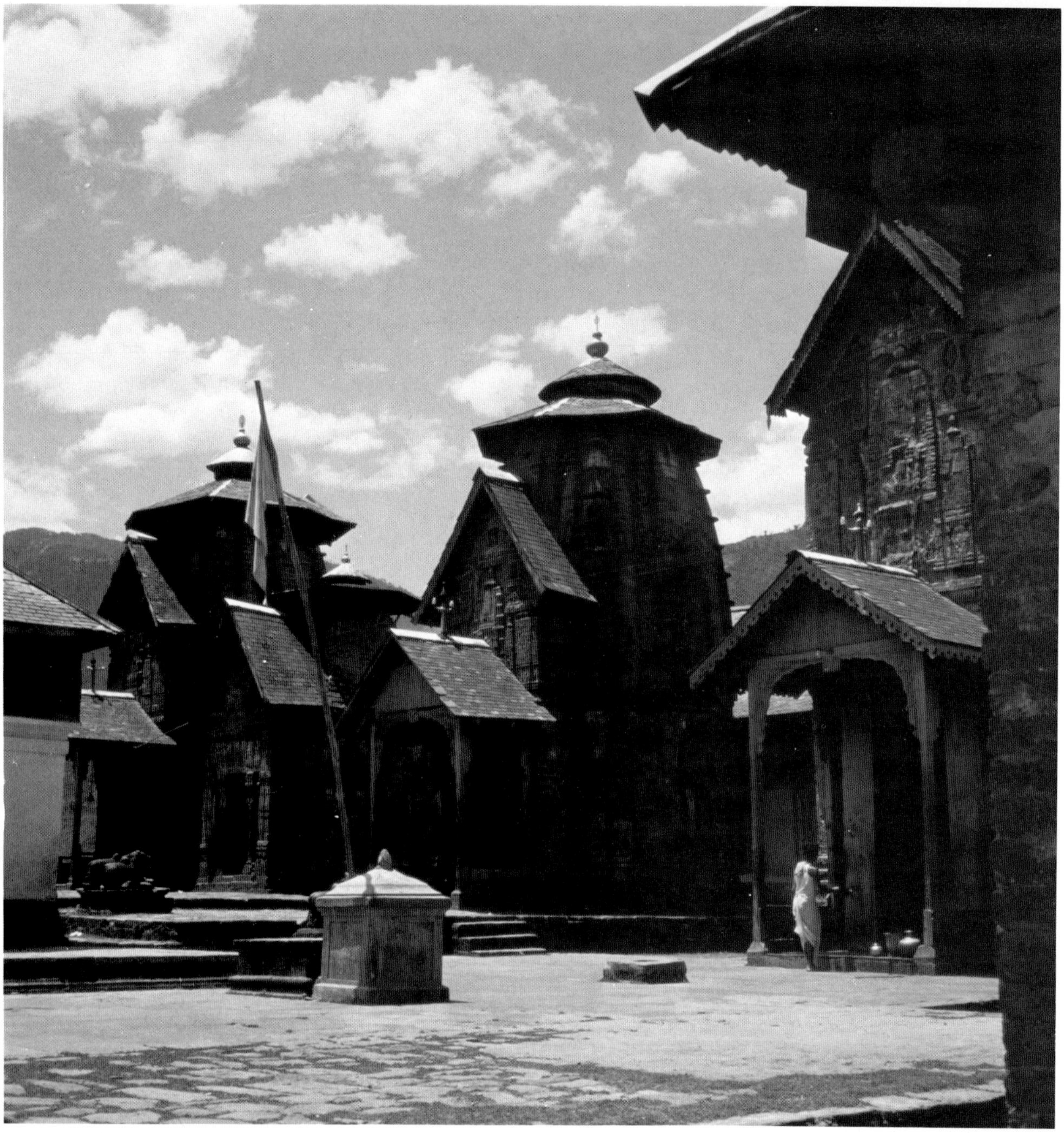

3 Ein bedeutendes kulturelles Zentrum des śivaitischen Tantrismus war in Nordwestindien mit Kaschmir (im 8. bis 12. Jahrhundert). Dort sind, meistens in den Bergen der Kangra-Himalayas und nördlicher, bedeutende Śikhara-Tempel erhalten, wie die schmalen, pyramidenförmigen Gebäude genannt werden. Ein Priester (rechts) zelebriert um zwölf Uhr mittags das Feueropfer in den berühmten Tempeln von Chamba.

II. Vom Yoga zum Tantrismus

Der Tantrismus und die durch die indischen Tantras beeinflußten Religionen sind in der Evolutionsgeschichte indo-asiatischer Kulturen eine der interessantesten Erscheinungen. Die Auswirkungen der tantrischen Denkweise und ihr Bemühen für ein umfassendes Weltverständnis durch eine energetische Betrachtungsweise des Weltgefüges haben auf mehrere indische und auch außerindische Kulturen einen großen Einfluß genommen. Die Lehren der Tantras haben sich auf fast allen Gebieten von Religion und Philosophie, Yoga, Astrologie, Kosmologie, Medizin und Dichtkunst so intensiv mit den altüberlieferten Kulturtraditionen verbunden, daß viele Erscheinungen von fast zwei Jahrtausenden indischer Kunst und viele der heutigen Formen des religiösen und geistigen Lebens im indischen Kulturraum ohne den Tantrismus nicht denkbar wären. Wie sich zeigen wird, können wir Tantra im Grunde als eine bestimmte Denkweise, als eine Lebensauffassung und vor allem als eine vitale Lebensphilosophie bezeichnen, die ihre Kraft aus der angewandten Übung im Erkennen und besten Nutzen der psychischen, geistigen und realen Möglichkeiten der empirischen Welt sieht. Die tantrische Denk- und Verhaltensweise, die in einem direkten Zusammenhang mit Yoga steht und sich aus der altindischen Geistestradition von Hinduismus und Buddhismus ableiten läßt, erreichte mit der Ausbreitung der indischen Religionen auch außerindische Gebiete. Wenn wir allein die sichtbaren Auswirkungen der Tantras in der bildenden Kunst Asiens kurz überschauen, so erkennen wir jenes Geistesgut wieder im Hinduismus aller verschiedenen Richtungen, im Mahâyâna-Buddhismus – und dort spezifisch im Vajrayâna – in den Lehren des späten Jainismus, im tibetischen Buddhismus als der Weiterentwicklung des indischen Vajrayâna, und schließlich in der alt-tibetischen Bon-Religion, die über die Himalayaländer an den indischen Kultureinflüssen Anteil hatte. Wir finden tantrische Elemente aber auch in China und Japan, in den esoterischen buddhistischen Schulen der Hua-yen Sekte und im japanischen Shin-gon Buddhismus.

Das indische Wort *Tantra* ist nicht gut wörtlich übersetzbar, da es so nicht den ganzen Sinngehalt wiedergeben würde. In seinen möglichen Ableitungen kann es bedeuten „ausbreiten", „Ursprung" oder „Entstehung von Wissen", und die Tantras allgemein sind Schriften, durch „die Wissen (oder Erkenntnis) entwickelt wird". In dieser Bedeutung finden wir bereits die Aufgabenstellung und Zielsetzung wieder, die schon im indischen Yoga vorausgesetzt wurde, nämlich mehr Wissen und Erkenntnis von den Dingen und von sich selbst zu erlangen, um aus der schöpferischen Relation von beiden zur Freiheit in einer bewußt erlebten Welt zu gelangen. Die großen Schöpfungen der tantrischen Denkweise fanden ihren Ausdruck in einer vielseitigen Entwicklung der indischen Philosophie, der initiatorischen Traditionen des Yoga, der Mystik und der Rituale; und in der Folge entwickelte sich eine reichhaltige Symbolik, Ikonographie und vor allem eine umfassende Literatur.

Über die historischen Ursprünge des Tantrismus können noch keine abschließenden Urteile gegeben werden. Die Wurzeln des tantrischen Denkens sind ohne Zweifel wesentlich älter als das historische Auftreten der ersten Schriften oder Lehren.

Wir können sicher davon ausgehen, daß bereits in den vedischen Texten, in der überaus reichhaltigen Ritualistik der Vedas, in den Brâhmaṇatexten (Śatapatha-Brâhmaṇa) des Yajurveda und in den klassischen Upaniṣads die ersten Grundlagen zum Tantrismus gelegt sind. Ebenso bedeutsam sind die Lehren des indischen Yoga, deren Zielsetzung und Ergebnisse den Menschen an ein neu begriffenes Weltbild und Welterleben heranführen, das recht eigentlich als der zweite Ausgangspunkt des Tantrismus bezeichnet werden muß.

So stützen sich alle wesentlichen Methoden der tantrischen Sâdhanâ auf die erprobten Techniken des Yoga, und die Übungen zur Selbstkontrolle und Selbstverwirklichung durch Yoga gehören zu den Voraussetzungen auf dem Weg der Tantras.

Der Begriff Sâdhanâ steht im Mittelpunkt der tantrischen Erkenntnisweise und bedeutet „Verwirklichung, Vollendung, Streben nach Lösung" (einer Aufgabe) oder einfach „praktische Übung" im finalen Sinne zur Vollendung eines eingeschlagenen Weges. Im eigentlich praktischen Sinne bei der tantrischen Meditation ist besonders beim buddhistischen Tantrismus unter Sâdhanâ der Vorgang der rituellen Anrufungen der Gottheiten zu verstehen, um deren Bild durch Visualisation im Bewußtsein zu realisieren. Die aktive Imagination der göttlichen Bilder wird zu einem wichtigen Hilfsmittel der tantrischen Sâdhanâ.

Als dritten Ursprung des Tantrismus müssen wir den Buddhismus in Betracht ziehen, und zwar den Mahâyâna-Buddhismus, der uns eine hochentwickelte tantrische Geisteskultur und Kunst überlieferte, die zu den vollendetsten Formen harmonischer Gesetzmäßigkeiten führte. Ein großer Teil der buddhistischen Kunst aus Tibet ist der deutliche Beweis für eine ganz und gar vom Tantrismus geprägte Kultur. Es muß erwähnt werden, daß die bisher ältesten erhaltenen und vor allem vollständigen schriftlichen Zeugnisse des Tantrismus der buddhistischen Tradition angehören, aus der wir schon etwa im frühen vierten Jahrhundert nach Christus das berühmte und grundlegende Guhyasamâja-Tantra vorliegen haben. Mit diesem Tantra beginnt auch die Wandlung des Mahâyâna zum esoterischen Vajrayâna-Buddhismus (Diamantfahrzeug), in dem fast alle Techniken des klassischen Yoga wieder eine große Rolle spielen.
Wir werden in den folgenden Abschnitten die Erscheinungen der hinduistischen und der buddhistischen Tantras etwas getrennt voneinander behandeln, damit Begriffsverwirrungen vermieden werden. Selbstverständlich gibt es zwischen den beiden Hauptströmungen des Tantrismus viele Analogien, Verwandtschaften und Querverbindungen, die sich aus der historischen Gleichzeitigkeit des Auftretens auf gemeinsamem Boden ergeben haben. Es sollte hier abschließend im Hinblick auf die bisherige Sekundärliteratur über Tantrismus betont werden, daß die tantrische Kultur umfassende Auswirkungen im Hinduismus und in ebenso großem Maße auch im Buddhismus zeitigte, sodaß beide Formen auch gleichermaßen zu würdigen sind.

Weiterhin können wir feststellen, daß der Tantrismus als ein System angewandter und lebensbezogener Daseinserkenntnis und -gestaltung in seinem Wesen eigentlich nicht unbedingt an eine bestimmte Religion gebunden ist. Im gleichen Maße wie Yoga sind die Tantras allumfassende und freie Wissenschaften von der Führung der Seele und der richtigen Bestimmung des Handelns. Es sei hier noch angemerkt, daß es lohnend ist, die Denkweise des indischen Tantrismus mit der dynamischen Philosophie des chinesischen Taoismus zu vergleichen (Einheit von Yin und Yang), wobei sich beachtliche Parallelen nicht übersehen lassen.

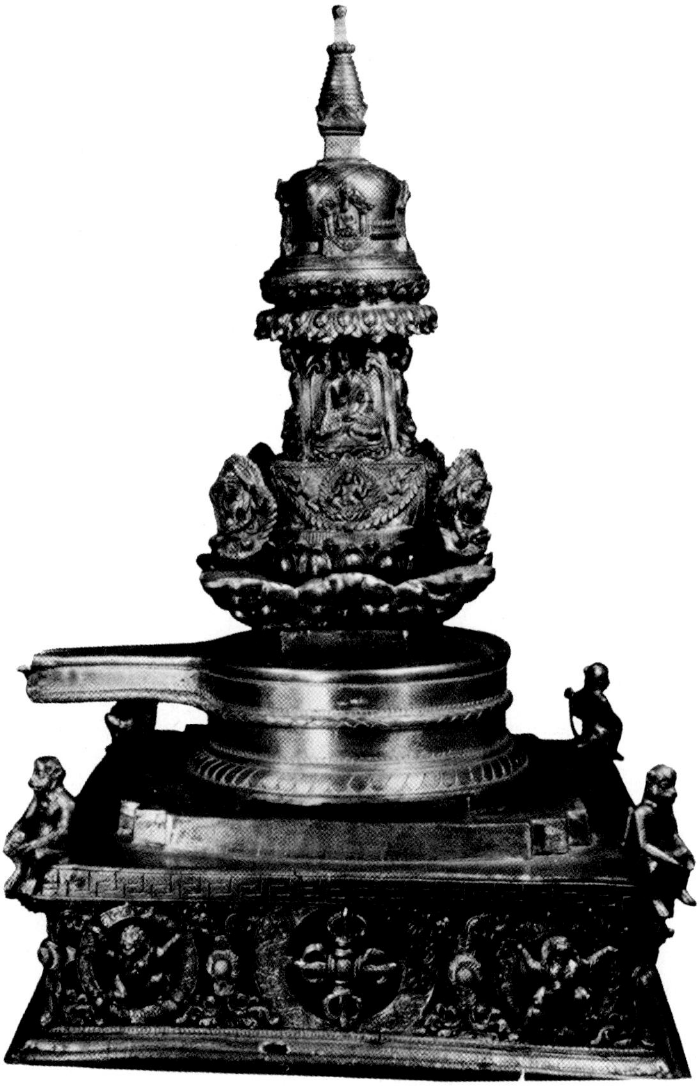

4 In Nepal bestanden seit vielen Jahrhunderten die tantrischen Traditionen des Buddhismus und Hinduismus friedlich nebeneinander und führten zu einer oft engen Verschmelzung der tantrischen Symbolik. Hier sehen wir einen Schrein mit der Yoni, dem weiblichen Symbol des śivaitischen Tantra, während der sonst übliche Liṅga (oben) hier durch einen buddhistischen Stûpa mit den fünf Meditationsbuddhas ersetzt wurde. Auch im Sockel befinden sich Symbole des Vajrayâna-Buddhismus.

III. Die zwei Säulen des Tantrismus

A. Hinduistischer Tantra

In den tantrischen Sâdhanâ, von denen wir bereits kurz sprachen, finden wir solche Texte, die in mehr oder weniger kurzer Fassung ritualistische und meditative Anweisungen geben, zum Beispiel, wie über den praktischen Weg der bildlichen Visualisation die innere und die äußere Übereinstimmung von Erkenntnissen in der Daseinswelt gefunden werden können. Als Hilfsmittel dient hier also die Imagination und die anschließende Identifikation mit dem Bild und den darin geschauten Eigenschaften der angerufenen Gottheit. Das große Geheimnis hierbei ist die kosmische Kraft oder Energie, die große Göttin oder Śakti, die im Vorgang der Sâdhanâ-Meditationen in eine untrennbare Einheit mit Śiva, dem höchsten Gott, oder mit Puruṣa, dem (männlichen) Geist, gebracht werden soll. In den hinduistischen Tantras finden wir an erster Stelle immer das Streben nach der Einheitsschau des göttlichen Paares von Śiva und Śakti. Śiva ist Symbol für den Geist oder das Wissen allein, er vertritt das statische Prinzip des reinen Geistes und die Möglichkeit des Seins. Śakti, die große Mutter, die im Verborgenen wirksame Kraft der Hervorbringung, Schöpfung und Fruchtbarkeit, ist die Kraft der Natur; sie ist das eigentliche Sein. Śakti ist das tantrische Wort für die schöpferische, kosmische Energie, ohne die der Puruṣa, der männliche Geist, nicht zu wirksamer Entfaltung kommen kann. Im Buddhismus haben wir die gleiche Erscheinung der Polarität von männlich-weiblicher Symbolik: Der Buddha oder jede andere männliche Gottheit des tantrischen Pantheons auf der einen und die weibliche Entsprechung oder Prajñâ, die Weisheit, auf der anderen Seite, ergänzen sich zu einem göttlichen Paar. Nur sind im Buddhismus die Werte von Statik und Dynamik der schöpferischen Polarität genau umgekehrt. Wir bleiben jedoch vorerst bei den Grundlagen des hinduistischen Tantrismus.

Die ersten literarischen Fundamente finden sich in den Śiva-Tantras des Pâśupata-Śivaismus, der von den philosophischen Lehren der Saṁkhya-Philosophie geprägt wurde. Es wird gesagt, daß Śiva-Śrîkaṇṭha der Begründer dieser Lehren gewesen ist. Diese ersten Tantras sind etwa im 7. bis 9. Jahrhundert erschienen und zeigen die hohe Bedeutung der Rituale für den Tantrismus. Wir finden das altvedische Homa-Opfer, die Weihe durch konsekriertes Wasser (abhiṣeka), die Einweihungen durch die Übergabe der Brahmaschnur (yajñopavîta), die Übertragung der heiligen Texte und des geheimen Mantra (dîkṣâ), Riten zur Verehrung von Śiva und Techniken des Yoga zur Erlangung von Befreiung (mukti, mokṣa). Die Śiva-Tantras erfuhren eine große Bereicherung durch die nachfolgende Literaturgattung der Yâmalas, in der die Sâdhanâ wesentlich fortentwickelt und neue Gottheiten in das hinduistische Pantheon eingeführt wurden.

Es erscheinen nunmehr viele Arten lokaler Kulte, und die Übungen tantrischer Erkenntnispraxis werden für alle Schichten und Kasten der indischen Menschen zugänglich, nachdem sie bisher – wie auch schon der Yoga – nur der Brahmanenkaste vorbehalten waren. Im 10. Jahrhundert war der Śaktismus, die auf die weibliche Form der Energie bezogene Variante des Tantrismus, voll entwickelt. In der weiteren Ausdehnung des Tantrismus wurden

5 Tibetische Handschrift mit mantrischen Anrufungsformeln an die Buddhas und Gottheiten, die in der meditativen Schau und auf den Mandalas erscheinen sollen.

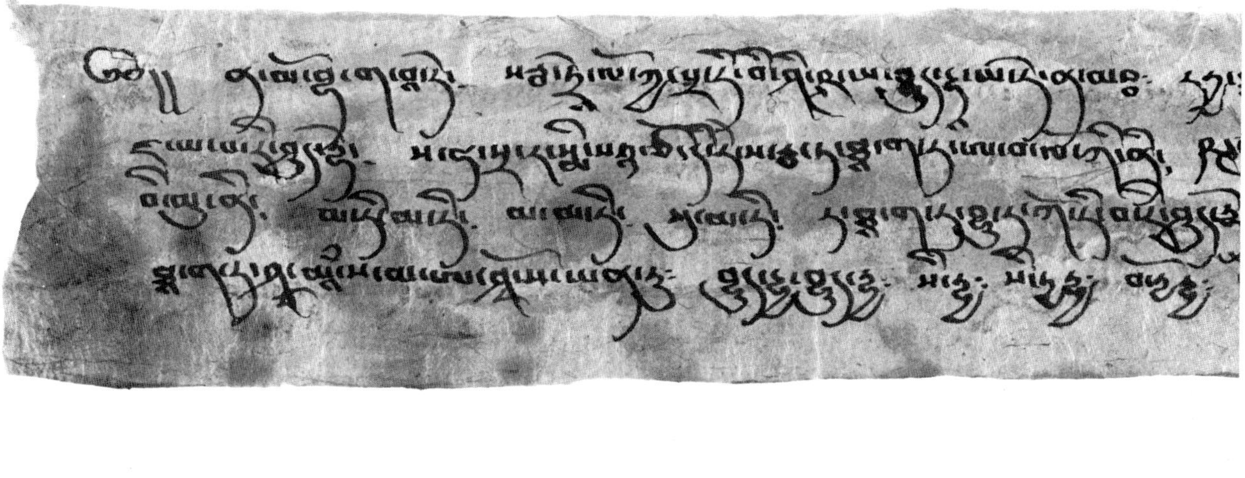

auch viele Gottheiten des hinduistischen Pantheons in die Lehren von der großen Einheit des Gottes und der großen Göttin integriert. Anfangs haben wir das Bild von Śiva und Śakti (in der Kunst oft als Umâ-Maheśvara dargestellt), später werden auch Krishna und seine göttliche Gefährtin Râdhâ zum Zeichen der höchsten tantrischen Verwirklichung. Wir finden die Tantras gleichermaßen in den śivaitischen und viṣṇuitischen Schulen des Hinduismus.
In jeder Sâdhanâ wird durch die verschiedenen Mittel des Yoga, der Anrufungen und der Visualisation, ein Bild des Gottes oder der Göttin herbeigerufen, um mit ihm und seiner symbolischen Bedeutung durch Identifikation zur Einheit zu gelangen.
Das bedeutet nicht nur, die göttliche Gestalt vorzustellen und zu realisieren, sondern selbst zu dem göttlichen Wesen zu werden.
Die Einheit kann im hinduistischen Tantra entweder real durch die Übung des „linkshändigen Tantra" (vâmâcâra) mit Hilfe einer weiblichen Partnerin als Sinnbild der Göttin, oder symbolisch allein auf der Ebene der geistigen Verwirklichung erlangt werden. Die Sâdhanâ werden dabei in bestimmte rituelle Grade der (erlangten inneren) Reinheit aufgeteilt, wie etwa in Wissen (vidyâ), Evokation durch Mantra-Rezitation auf der Ebene des reinen Wortes, symbolische Gesten (mudrâ), magische Diagramme (yantra) und Maṇḍalas, die bereits komplizierte, yantrische und kosmologisch orientierte Diagramme darstellen. Als aktivierendes Element auf der Ebene des persönlichen Erlebens und der Anteilnahme (Gefühl) am tantrischen Mysterium werden Rituale (pûja) verwendet.
Es ist hier angebracht, zu den geistigen Grundlagen des Tantrismus noch einmal auf einige philosophische Ausgangspunkte des indischen Yoga im Hinblick auf die Gegensatzproblematik einzugehen, die zur zentralen Frage des Tantrismus erhoben wurde. Der Tantra ist danach als ein psychologisch ausgerichtetes System zu erkennen, das die Integration und Einheit des Geistes sowie die Gesamtheit aller irdischen Lebens- und Daseinsvorgänge zu erfahren sucht, indem auf den zwei Stufen des unterscheidenden und des vereinigenden oder integrierenden Bewußtseins die Individuation der menschlichen Psyche erlangt werden soll. Dabei spielen die spirituellen Techniken des Erkennens der Zusammenhänge des stofflichen Geschehens und ihrer Beziehungen zum Menschen in ihrem relativen und absoluten Aspekt eine große Rolle. Unterscheidung und Relativierung sind zwei wichtige Voraussetzungen zur geistigen Überwindung der Nicht-Identität mit der ganzheitlich zu erfahrenden Welt. Mit Hilfe von Erkenntnistheorie und Yoga, beide bereits seit den Upaniṣads entwickelt, und durch die psychologischen Techniken von angewandter Projektion und bewußter Introspektion erfaßt der Tantra alle Erfahrungsmöglichkeiten der empirischen Welt, um sie dem einenden Prozeß einer gleichzeitig eintretenden Bewußtseinserweiterung in beiden Richtungen zuzuführen. So gelangt das Bewußtsein mehr und mehr zu einer größeren Breite der Anpassung an die Welten von Innen und Außen. Damit erreicht der Tantra eine Vertiefung des Bewußtseins und eine Erhöhung der spirituellen Fähigkeiten des Einzelnen.
In Bezug auf seine psychische Technik ist der Tantra, wie oben erwähnt, als angewandte Lebensphilosophie bewußter Schulung und geistiger Läuterung nicht an bestimmte Religionsformen gebunden, fand aber doch seinen klarsten Ausdruck unter der Einwirkung von Hinduismus und Buddhismus, deren philosophische Terminologie in beiden Fällen ebenfalls von dem Streben nach Vollendung durch die kosmische und psychische Einheit des Menschen bestimmt war. Der Kern der tantrischen Lebenshaltung liegt in der dynamischen Verschiebung des individuellen Standpunktes zwischen Dvaita (der Vielheit) und Bheda (der Nicht-Identität) auf der Seite des Lebens und Advaita (der Nicht-Zweiheit) und Abheda (der Identität) auf der Seite der Lebensverwirklichung.
Die Lehren der tantrischen Vollendung durch Verwirklichung der großen Einheitserfahrung im Hinduismus bestehen in der Methode der strikten Verneinung aller als unwirklich erkannten Aspekte, welche die einzige Realität des reinen Selbstes verhüllen, oder in der stufenweisen Sublimation der Gegensatzspannungen, um die niedere Existenz der nur materiellen und körperlichen Beziehungen in das höhere Dasein eines bewußten Erlebens

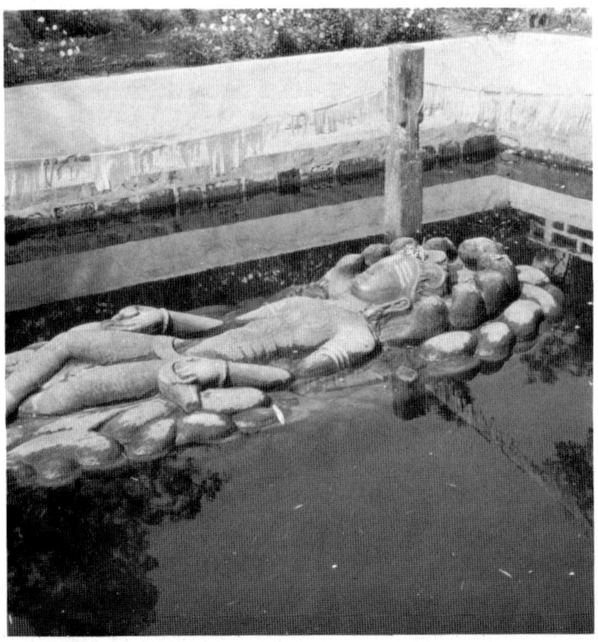

6 Der auf der Weltenschlange Ananta ruhende Gott Viṣṇu; Steinplastik in den Quellen von Balaju, Nepal.

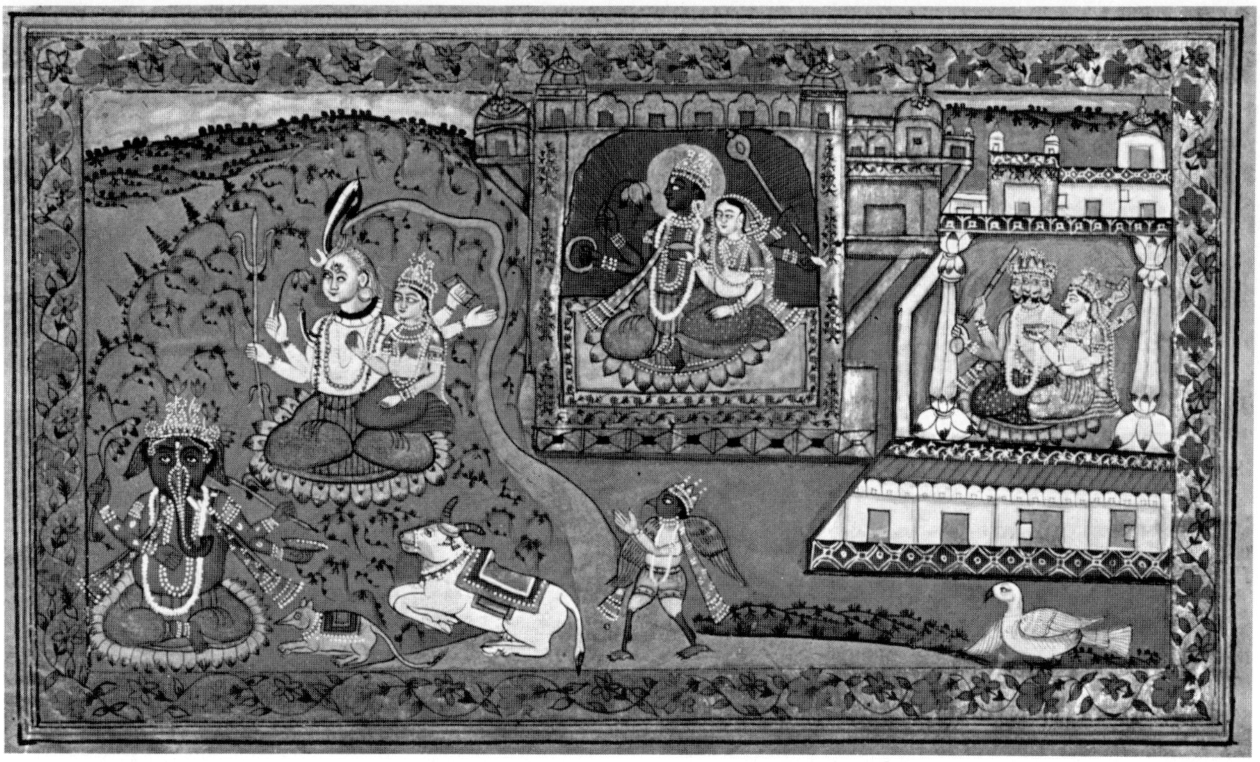

7 Indische Miniatur mit den drei wichtigsten Gottheiten des Hinduismus in tantrischer Gemeinsamkeit mit einer Göttin. Wir sehen von links Śiva mit Pârvatî, Viṣṇu mit Lakṣmî und Brahmâ mit Śakti. Unten links sitzt der elefantenköpfige Ganeṣa (Gott der Weisheit und des Reichtums). Die vier symbolischen Tragtiere im Bild vorne sind der Ichneumon, die Kuh, der Garuḍa und der Schwan. Etwa 18. Jahrhundert.

von Körper und Geist zu erheben. Dieser Sublimierungsprozeß besteht aus den zu praktizierenden Stufen von Śuddhi, der Reinigung (Läuterung), Uddhâra, der Erhebung, und Caitanya, der Wiedereinsetzung einer *neuen* und *höheren Identität* im Bewußtsein. Hier im Zentrum des Bewußtseins ereignen sich psychische Wandlungen durch die Erfahrung der Tattvas und der Mantras, die im hinduistischen Tantrismus von grundlegender Bedeutung sind. Die *Tattvas* bilden die Lehre von dem Geschehen in der elementaren Welt und den Weltprozessen, die durch die kosmischen Kräfte und die Urelemente des Daseins ausgelöst werden. Durch Stufen der Meditation sind alle diese Tattvas oder „Elemente des zusammengesetzten Daseins" zu durchschreiten. Der Weg durch die elementare Natur des Menschen erinnert uns an ähnliche Vorgänge im Opus der Alchemie des Abendlandes, das durch Läuterung der Elemente zu neuen Ufern des Lebens führen sollte.
In den *Mantras,* den Anrufungen an die Gottheiten oder deren spirituelle Kräfte, wird das Wissen von der Funktion und der schöpferischen Energie der mystischen Töne und der Urlaute vermittelt, die in den Keimsilben (bîja) und den daraus zusammengesetzten mantrischen Evokationen enthalten sind. Elemente und Mantras sind die kleinsten Bildungsformen, aus denen durch den Yogî die kosmischen Yantras, Maṇḍalas und die göttlichen Bildmeditationen entwickelt werden.
Alle diese Symbole dienen dazu, die Ordnung des geistigen Universums durch wirksame Zeichen darzustellen.
Die tantrische Erfahrung konzentriert sich schließlich auf das Bewußtsein selbst, denn dieser Erkenntnisweg als eine psychische Zentrierung auf den Kern des menschlichen Bewußtseins beginnt und endet auch in diesem. Denn eben dieses unser Bewußtsein erweist sich als der wahre Ort der Evolution und der Involution, es kann statisch verweilen, dynamisch reagieren und sich wieder auf sich selbst beschränken. Als in sich ruhendes und statisches Bewußtsein ist es die Grundlage und als dynamisches Bewußtsein ist es die Macht zur Schöpfung.
Der statische Aspekt des Bewußtseins ist Śiva und der evolutionäre Aspekt ist die Śakti als Energieform. Die Geeintheit des Bewußtseins wird symbolisiert durch Śiva und Śakti in untrennbarer Verbindung. Ein anderes Symbol für diesen Zustand sind die symbolische Einheit von Sonne und Mond, die aus dem Yoga überliefert ist.
Zum stärksten Konflikt im Bereich der leib-seelischen Beziehungen unter den Menschen führt immer wieder das Begehren zwischen Mann und Frau, gesteuert von einer nicht endenden und stets sich wandelnden Kraft der Libido, die zu höchster Annahme oder totaler Ablehnung führen kann.
Bei diesen beiden so unterschiedlichen Naturen im

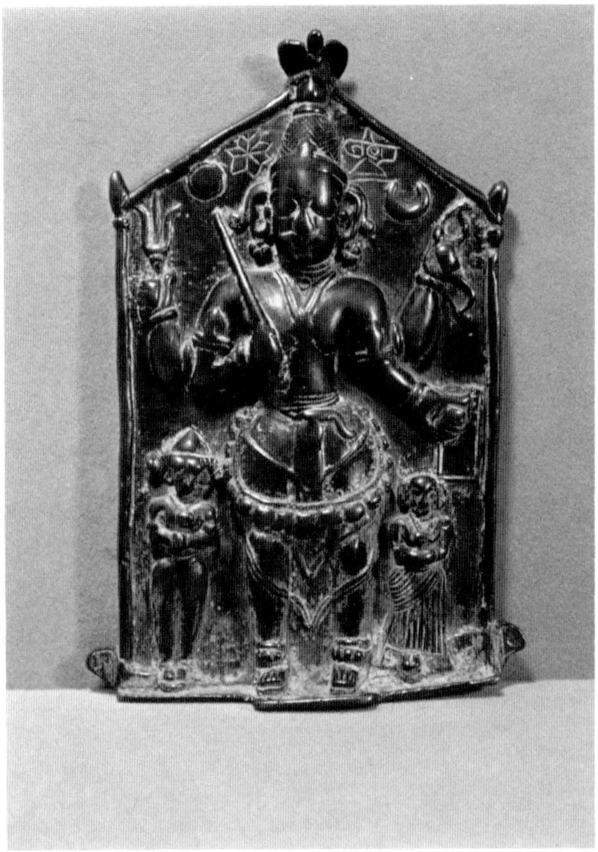

8 Kupferne Schreinplatte mit dem Bild des vierarmigen Gottes Virabhadra-Śiva. Außer den Begleitern finden wir die typischen Symbole des Yoga und des śivaitischen Tantra (oben): Sonne, Mond, Planet und Liṅga mit Yoni. Über dem Haupt des Śiva erscheint die Śakti in Form des Schlangenhauptes. Nordindien, etwa 16. Jahrhundert.

Verhalten des einzelnen Menschen summieren sich bereits vier verschiedene Kräfte zwischen den beiden Aspekten von Körper (Materie) und Geist, die völlig auseinander streben oder zur strengsten Fessel werden können. Hier soll der Tantriker erkennen, daß Dualität letzthin nur ein selbstgesetzter Zustand ist, daß es im großen ausgleichenden Kräftespiel der in sich dynamisch geschlossenen oder ergänzenden Polarität nur lîlâ, das göttliche Kräftespiel von Śiva und Śakti gibt. Alle Kräfte sind daher für ihn Äußerungen aus dem Wirken des Śiva oder der göttlichen Macht, die sich in der großen Wissenden (vidyâ), der Śakti als Energie verkörpern. Daher verwenden alle tantrischen Schulen jenen „erotischen Symbolismus", da durch ihn die höchste Vereinigung der Polarität von Wissen (śiva, Geist) und Macht (śakti, Potenz) am sinnfälligsten ausgedrückt werden kann. Keine Symbolik kann in ihrer Wirkung direkter und doch verborgener sein als diese, in der die große Einheit des tantrischen Eros zugleich weltlich erreichbar wie auch überweltlich unerreichbar und mystisch erkennbar wird. Diese Symbolik steht auf der gegenständlichen Seite für die höchste Erfahrung der göttlichen Einheit von Śiva und Śakti durch das „linkshändige" Ritual (vâmâcâra) der physischen Vereinigung des Sâdhaka mit einer auserwählten religiösen Partnerin; und auf der abstrakten Seite für die spirituelle Umwandlung des menschlichen Bewußtseins auf eine höhere Ebene der spontanen und nicht dualistischen Weisheit.

Der *linkshändige Tantra* lehrt eine durch Rituale geweihte körperliche Zusammenführung und Vereinigung von zwei Partnern, die sich durch rituelle Reinigung und Meditation als göttliche Formen von Śiva und Śakti verstehen. In dieser tantrischen Vereinigung, die durch einen Guru oder Priester vorbereitet und geleistet wurde, soll die körperliche Untrennbarkeit der beiden Gegensätze von der gewöhnlichen körperlichen Gefühlsebene erhoben werden in den Zustand der vollkommenen Glückseligkeit des Bewußtseins (ânanda). Dann verwandelt sich reines Bewußtsein durch die Kraft der Partnerin als Śakti in schöpferische Aktivität.

Die Ausübung dieser geheimen Riten des „linkshändigen" Tantra zur Vereinigung des mystischen Paares und dessen Identität mit der Schöpfung wurde natürlich auch real durchgeführt. Sie war fern einer gewöhnlichen irdischen Bindung, da sie auf der durch die Weiherituale erhobenen Ebene der Götter stattfand. Jeder Gedanke an Triebhaftigkeit wäre ein Rückfall in die karmische Bindung, von der ja gerade dieser Akt lösen sollte.

Jedoch wurden durch eigensüchtiges Verhalten diese geheimen tantrischen Vollzüge auch leichtfertig profaniert, ausgenutzt und so ihres Wertes beraubt, womit ein Rückgang solcher Praktiken ausgelöst wurde. Hier im „linkshändigen" Tantra wie auch in der heute überwiegend geübten Form der symbolischen und rituellen Tantras, die eine unio mystica durch Sublimierung auf der geistigen Ebene vollziehen, wird die Vereinigung der Gegensätze als maithuna bezeichnet und durch entsprechende Symbole dargestellt. Das bekannteste ist der Śivaliṅgam in Einheit mit der Yoni als dem tantrischen Symbol der Śakti. Auf allen Gebieten der Tantras finden wir deshalb die ikonographischen Bilder des göttlichen Paares (maithuna), als die sich liebenden Götter in der höchsten Bedeutung von Weisheit (śiva) und kreativer Potenz oder Schöpferkraft (śakti). Überall in der tantrischen Kunst Indiens, im Hinduismus, wie im Buddhismus – und dort besonders in Tibet – finden wir die tantrische Gleichung der zur mystischen Einheit verbundenen göttlichen Paare als das bedeutendste Leitsymbol des Tantrismus.

Nach den Lehren des tantrischen Yoga bedeutet das Doppelsymbol der göttlichen Polarität die Einheit von Kuṇḍalinî-Śakti mit Śiva, dem höchsten Gott, der sich im Zentrum des reinen Lichtes im obersten Cakra befindet. Durch Yoga wird die kosmische Energie – die Schlangenkraft der Kuṇḍalinî – durch die sechs Cakra zu ihm hin geleitet, um bei der Vereinigung mit Śiva die große Glückseligkeit vom Urzustand jenseits des Dualismus auszulösen. Diese Vereinigung entspricht der Erfüllung des göttlichen Gesetzes von der Aufhebung der Gegensätze im *androgynen Urzustand* der Schöpfung, in dem allein die höchste Glückseligkeit (mahâsukha) als Befreiung aus dem Spannungszustand des Dualismus erfahren werden kann. Hier finden wir den starken Einfluß der Lehren des Yoga, der zur Integration der neuen Persönlichkeit beitragen soll. Im Einklang der Götter mit ihren Partnerinnen wird Maithuna zum göttlichen Spiel (lîlâ), wie es tausendfach in der indischen Kunst dargestellt wurde durch Râdhâ und Krishna, das untrennbare Götterpaar. Untrennbar deshalb, da vom tantrischen Standpunkt aus Śiva (das Wissen) nicht allein für sich vorkommen kann, sondern in der dualistischen Erscheinungswelt immer vereint ist mit Śakti, seinem dynamischen weiblichen Gegenpart.

Auch die Śakti erscheint an sich nicht einzeln, da es diese Kraft ohne die Anwesenheit der Gegenkraft des Śiva nicht geben kann. In der rituellen Verehrung von Śiva oder Śakti ist also jeweils immer der Gegenaspekt mit eingeschlossen. Wir erkennen daraus, daß der Tantrismus hier an die letzten Fragen nach dem ursprünglichen Sein und der Möglichkeit einer ganzheitlichen Existenz heranreicht, ohne sie je auf einen Punkt festzulegen, da für ihn in der empirischen Welt letzthin nur ein energetischer Standpunkt zwischen zwei Dingen überhaupt erfaßt und damit sichtbar gemacht werden kann. Was darüber hinausgeht, die *Einheitserfahrung* oder die überleitende transzendente Funktion, kann mit unseren sprachlichen Begriffen nicht mehr erklärt werden, da die Begriffe bereits der dualistischen Welt angehören. Von den Emanationsformen der großen göttlichen Mutter gibt es viele verschiedene ikonographische Erscheinungen, die jeweils in besonderen Tantras verehrt werden. Die bekanntesten Aspekte der Śakti sind Lakṣmî, Bhuvaneśvarî, Durgâ, die schreckliche Göttin Kâlî, Kuṇḍalinî unter dem Aspekt der Schlangenkraft und die berühmte Göttin Lalitâ Tripurasundarî als die geheime Herrin der Welt.

Sehr anschaulich wird die subtile und dynamische Verbindung zwischen Śiva und Śakti in einer

9 Auf der Weltenschlange Ananta als Symbol der kosmischen und kreativen Kraft ruht Viṣṇu über dem Urozean, zu seinen Füßen sitzt Lakṣmî. Bei der Erschaffung einer neuen Welt durch Viṣṇu erscheint zuerst aus dem Cakra seines Nabelzentrums eine Lotusblüte mit Brahmâ, dem ersten und höchsten Gott der Welt. Indische Miniatur, etwa 18. Jahrhundert.

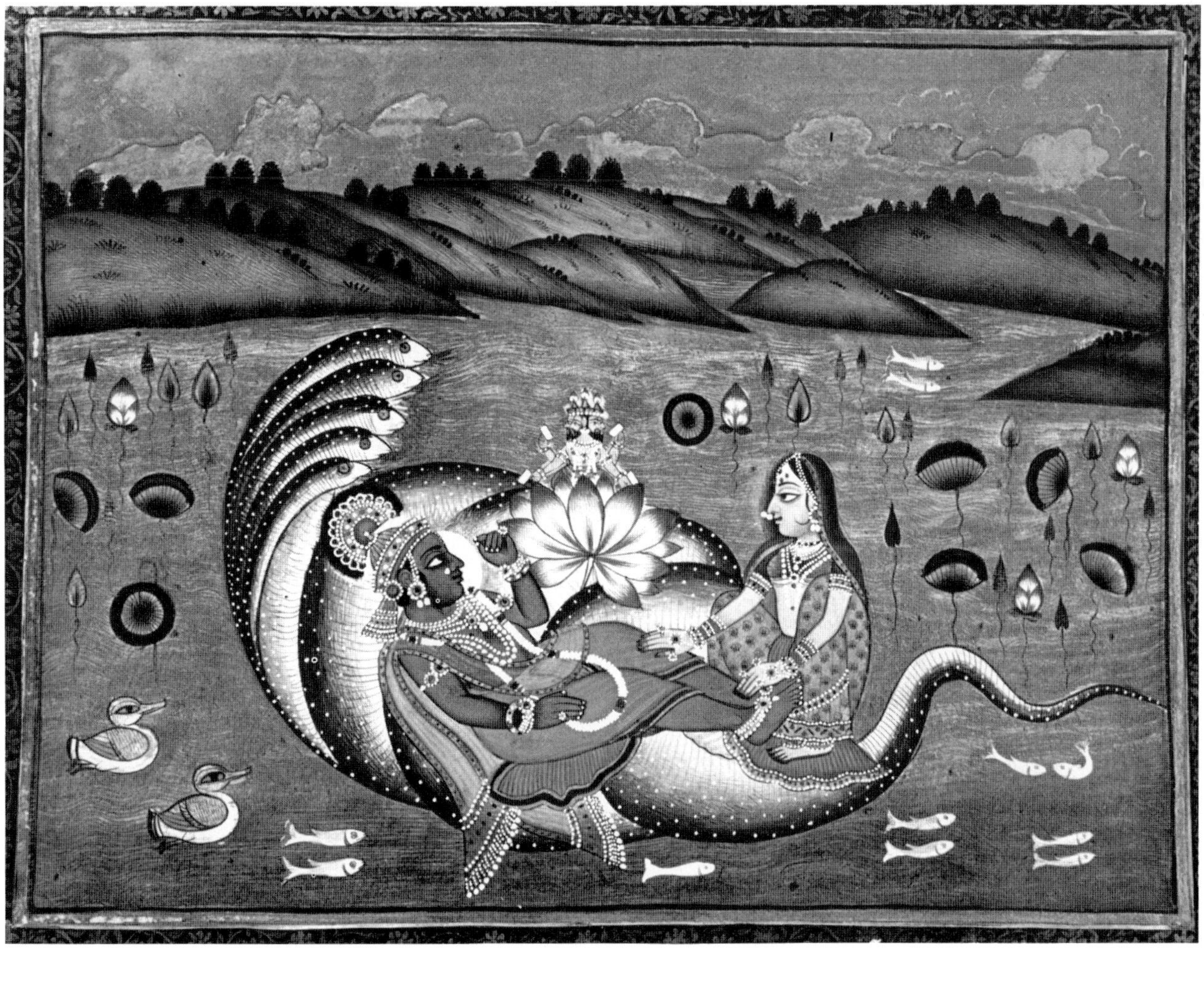

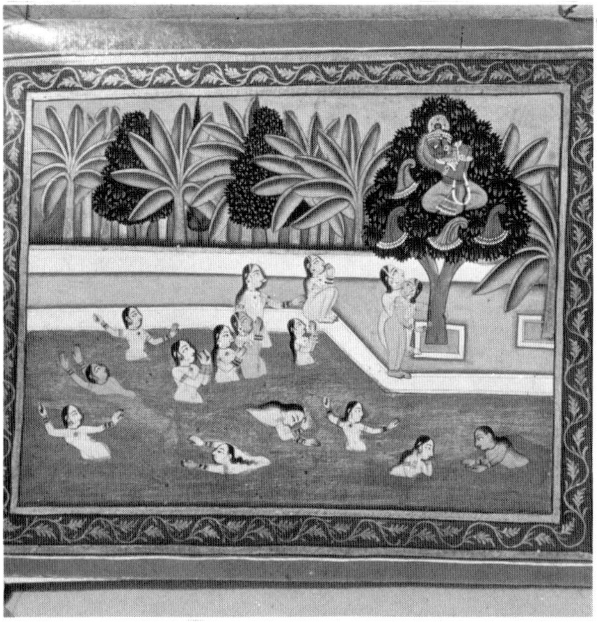

10 Der göttliche Hirtenknabe Krishna hat sich auf einen Baum gesetzt und dort die Kleider der badenden Gopis versteckt. Aus den Liebesgeschichten des jungen Krishna; indische Miniatur, etwa 18. Jahrhundert.

11 Südindische Bronze des göttlichen Paares Krishna und Râdhâ mit den beiden ihnen heiligen Kühen, etwa 18. Jahrhundert.

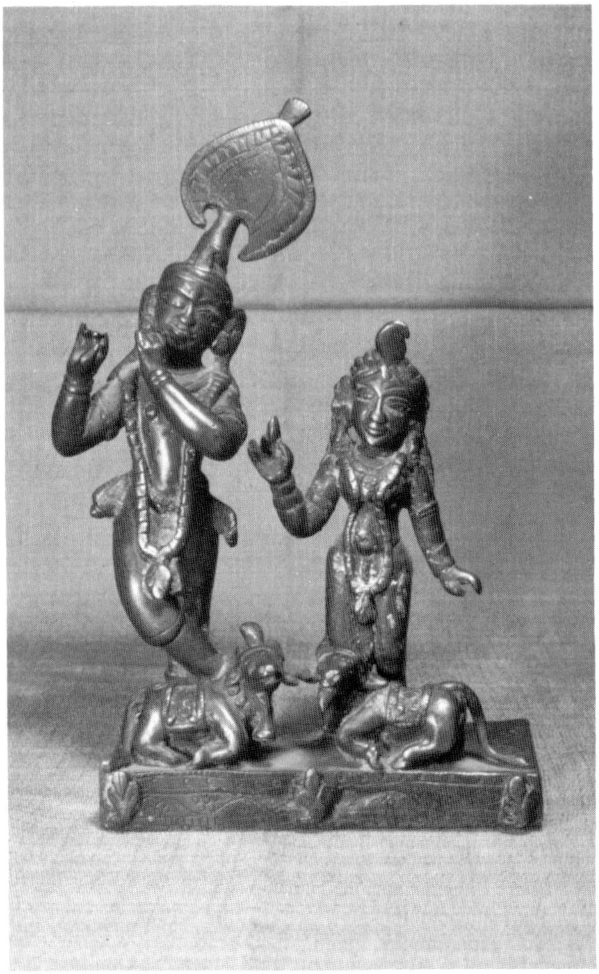

mythischen Legende von der Schöpfung des Universums, das nach einer tantrischen Überlieferung des Hinduismus von Viṣṇu oder Śadâśiva geschaffen wurde. Diese Legende ist auch für das Verständnis der Mantras als Meditationsmittel des Tantrismus von grundlegender Bedeutung. Aus Śiva (dem Transzendenten) in ursprünglicher Einheit mit der Śakti (der immanenten Naturkraft = Prakṛti) emaniert die Śakti als freiwerdende Urkraft. Dadurch entsteht als erstes Produkt der Schöpfung der Ton (nâda). Aus dem ersten Ton gestaltet sich das Urlicht (bindu) und aus beiden formt sich Bîja, die Ursilbe OM; und diese ist der Anfang der Schöpfung und aller heiligen Anrufungsformeln (mantra).
Śiva ist das Wissen und von der Erscheinungsnatur des weißen Lichtes (bindu); die Śakti ist die Macht der Schöpfung und Mutter oder Matrix aller Gestaltungen. Ihr Zeichen ist OM, die mystische Ursilbe. Zwischen dem Licht und der ersten mantrischen Silbe schwingt Nâda, der Ton. Er zeigt die erste Lichtnatur des Tones und das unendliche und untennbare Verhältnis von Śiva und Śakti. Dieser Urton ist das Symbol für die Verbindung zwischen der empirischen Daseinswelt und dem Bereich der tanszendenten Erfahrung.
Eine der sehr wesentlichen Grundlagen des praktischen Tantrismus ist die indische Kosmologie und die damit in Verbindung stehende *tantrische Physiologie,* wenn wir diesen Begriff einmal so anwenden dürfen. Diese Physiologie richtet sich nach den mikrokosmischen Ordnungsvorstellungen des indischen Yoga und kann in vielerlei Hinsicht den Schlüssel zum Verständnis von wesentlichen Symbolen in der tantrischen Kunst liefern.
Nach dieser Physiologie, die in der althergebrachten Tradition und Entwicklung der Yoga-Techniken fortlaufend überliefert und durch neue Erfahrungsbilder erweitert wurde, befinden sich im Menschen die *Nâḍî* als Arterien oder feinste Nervenbahnen und die *Cakra.* Die letzteren sind die runden, horizontal angeordneten Lotuszentren, die als Sammel- und Durchgangspunkte für die Nâḍî von großer Bedeutung sind. Die bei der yogischen Übung des Prâṇâyâma (Atemübung) aus der Luft gesammelte feine Energie oder Vitalkraft fließt durch alle Nâḍî, während in den Cakra durch die Atemkraft mit Hilfe von Prâṇa (Vitalkraft) und Śakti die psychischen Kräfte und die kosmischen Energien des spirituellen Wissens ausgelöst werden sollen.
Von den zahlreichen bekannten Nâḍî sind drei von zentraler Bedeutung und im hinduistischen sowie buddhistischen Tantra verbindlich anerkannt: Iḍâ, Piṅgalâ und Suṣumnâ. Die drei Nâḍî ziehen sich an der Wirbelsäule entlang nach oben, die mittlere Nâḍî ist der Pfad der aufsteigenden Kuṇḍalinî-Śakti in ihrem energetisch-aktiven Aspekt. Die linke Nâḍî ist Iḍâ unter dem Symbol des Mondes und die rechte ist Piṅgalâ als die tragende

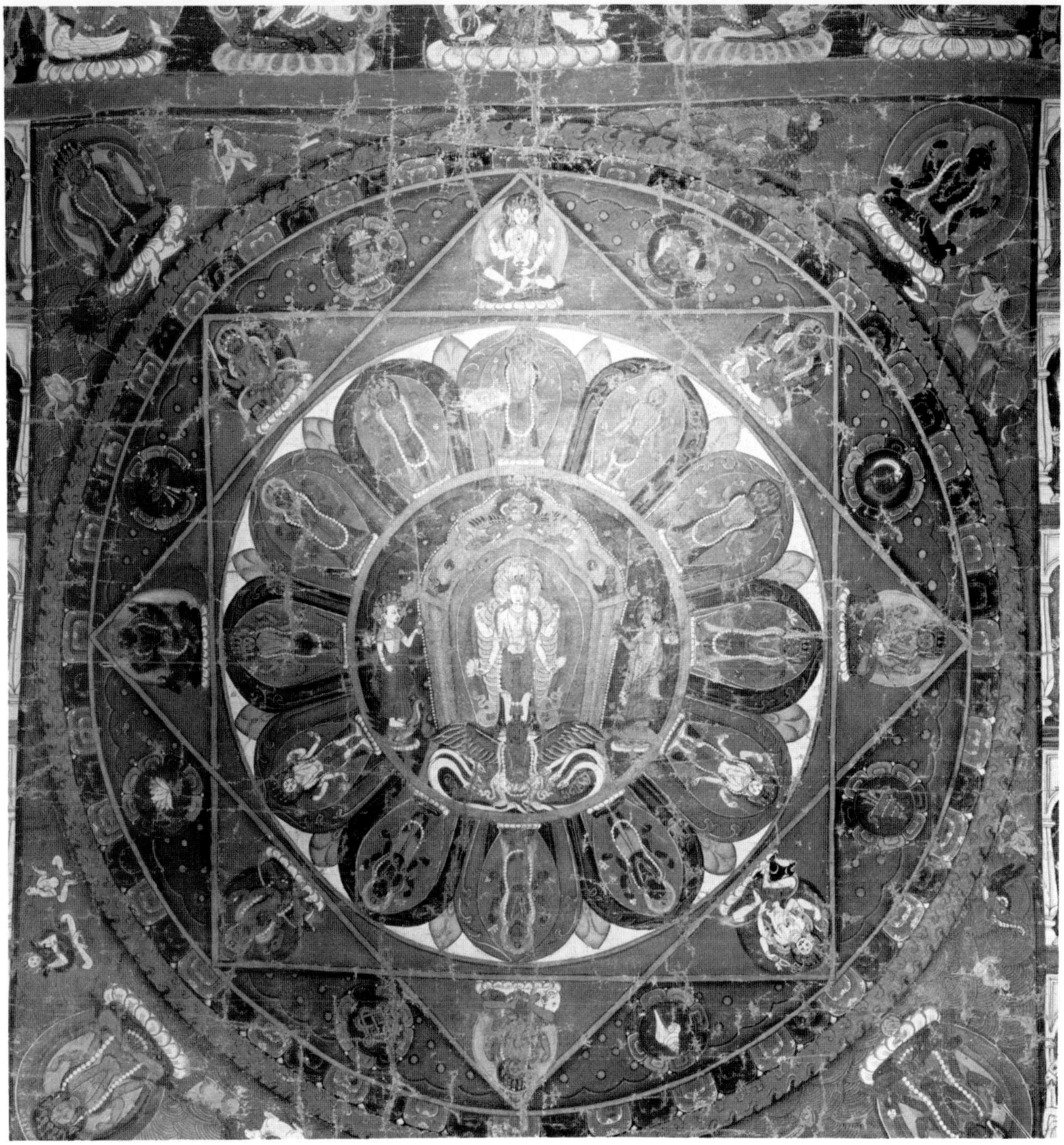

12 Ein tantrisches Maṇḍala des Viṣṇu zeigt im Zentrum Viṣṇu mit einer Aureole der Weltenschlange Ananta in goldener Toraṇa. Er steht auf seinem Tragtier Garuḍa über der kosmischen Schlange. Auf den zwölf Lotusblättern und in den Winkeln der Quadrate erscheinen zwanzig weitere vierarmige Emanationsformen des Viṣṇu. Auf den kleinen Lotusblüten im Kreis befinden sich acht heilige Glückszeichen als symbolische Opfergaben. Nepal, 18. Jahrhundert.

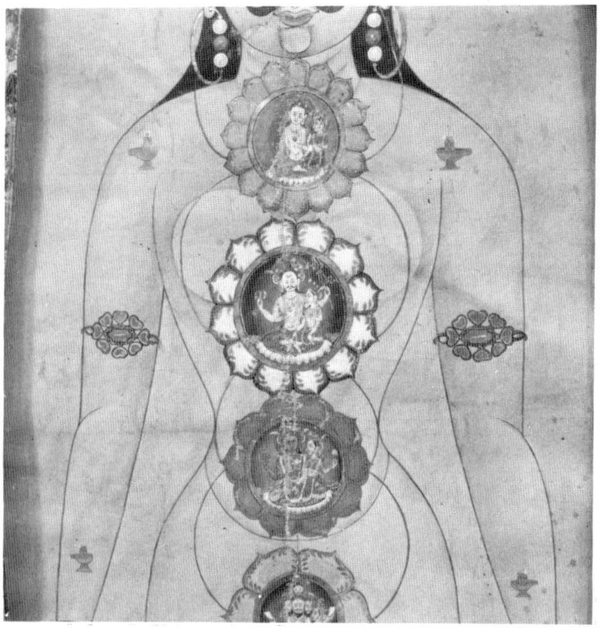

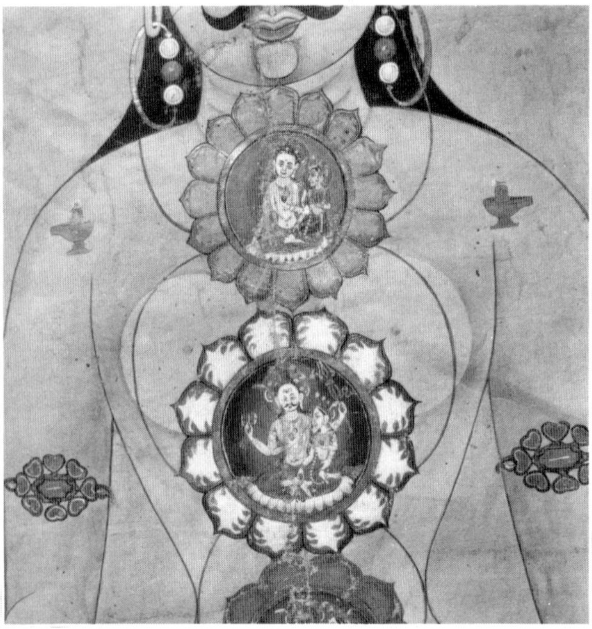

13 und 14 Ausschnitte aus der Gesamtdarstellung von Abbildung 15. In Abbildung 14 erkennen wir deutlich im Anâhata-Cakra und Viśuddha-Cakra die tantrische Union der göttlichen Paare von Iśvara und Sadâśiva mit ihren Śakti's.

Nervenbahn der Sonnenkraft. Tantra fordert die Vereinigung von Sonne und Mond, von den beiden in den flankierenden Nâḍî fließenden Kräften also, die in der Susumnâ zur Feuerenergie der Kuṇḍalinî-Glut verschmelzen. Die Einheit aus der gleichzeitigen Verschmelzung von Sonnenkraft und Mondkraft entspricht vom tantrischen Standpunkt aus der Einheit von Śiva und Śakti (Sonne und Mond), und hinter dieser Symbolik steht wieder die Beziehung zur Einheit von Tag und Nacht, von der Teilhabe am Kreislauf der Gestirne im kosmischen Gesetz, die sich im Yoga zur Zeitlosigkeit (= Unsterblichkeit) auflösen. Yoga und Tantrismus betrachten also den menschlichen Körper als ein Abbild der *kosmischen Ordnung,* in der nach dem Muster des makrokosmischen Geschehens alle organischen Funktionen in Beziehung zueinander stehen.

Die Nâḍî als psychophysische Kanäle haben ihren Zweck in Bezug auf die sieben Cakra (im hinduistischen Yoga), die von den Yogis als Nervenzentren oder Ebenen verstanden werden, in denen durch die aufsteigende Kuṇḍalinî-Energie physische, vor allem aber psychische Kräfte erzeugt und freigesetzt werden können. Diese Cakra werden bei den meisten tantrischen Darstellungen wie auch in den Texten als Lotuszentren gezeichnet, die symbolisch durch eine Lotusblüte die Entfaltung der Energiefelder andeuten sollen.

Die Cakra befinden sich ebenfalls entlang der Wirbelsäule in verschiedener Höhe und werden dort durch die Nâḍî zentriert. Auch werden sie in der Reihenfolge, von unten nach oben aufsteigend angeordnet, mit einer wachsenden Zahl von Lotusblättern dargestellt und enthalten je nach der Form der symbolischen Darstellung entweder mantrische Keimsilben (bîja), Symbole mit Farben oder je ein Götterpaar. Es gibt auch komplexe Darstellungen mit allen drei Symbolgruppen in den Cakra.

Die Zahl der Blütenblätter der Lotuszentren beträgt in den aufsteigenden Cakra jeweils vier, sechs, zehn, zwölf, sechzehn, zwei und schließlich tausend. Im Zentrum und auf den Lotusblättern befinden sich gewöhnlich verschiedene Gruppierungen von mantrischen Silben. Die sechs Cakra des Körpers haben als zentrale Keimsilben Laṁ, Vaṁ, Raṁ, Yaṁ, Haṁ und Oṁ. Der tausendblättrige Lotus befindet sich nach den indischen Texten bereits außerhalb des irdischen Körpers in der Mitte über dem Scheitel und symbolisiert den Schritt zur außerkörperlichen Transzendenz, in der die große Einheit von Śiva und Śakti stattfinden soll. Weiterhin zeigen alle Cakra ihre Zuordnung zu einem elementaren mikrokosmischen Aufbau, der mit dem schwersten Element unten beginnt, nämlich Erde, Wasser, Feuer, Luft und Äther. Dann folgen die Sphäre des Bewußtseins und im Sahasrâra-Cakra, dem tausendblättrigen Lotus, etwa der unendliche Raum eines Überbewußtseins im *supramentalen Bereich,* das an der gnostischen Einheitserfahrung von Śiva und Śakti Anteil haben kann.

15 Der Kuṇḍalinî-Yoga mit der Lehre von dem Weg der Schlangenkraft durch die sieben Cakra oder Lotuszentren im Menschen gehört zur unentbehrlichen Grundlage der Tantras. Diese Malerei zeigt die sieben Zentren des feinstofflich-physiologischen Aufbaus des Menschen, die durch Übungen des Yoga aktiviert werden, um die Kuṇḍalinî-Energie zum obersten Cakra, dem Ort des höchsten Śiva zu leiten. Nepal, etwa 18. Jahrhundert.

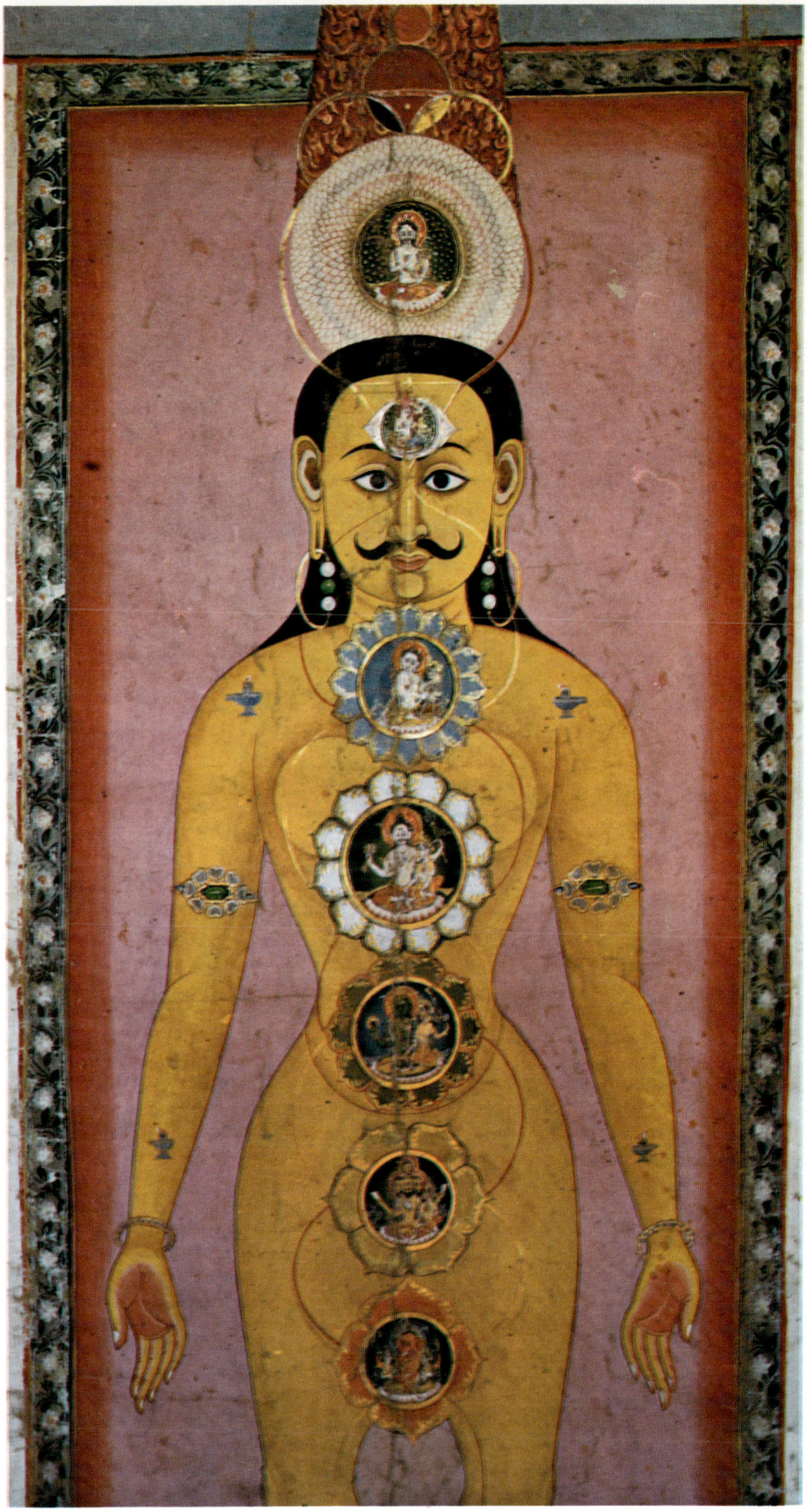

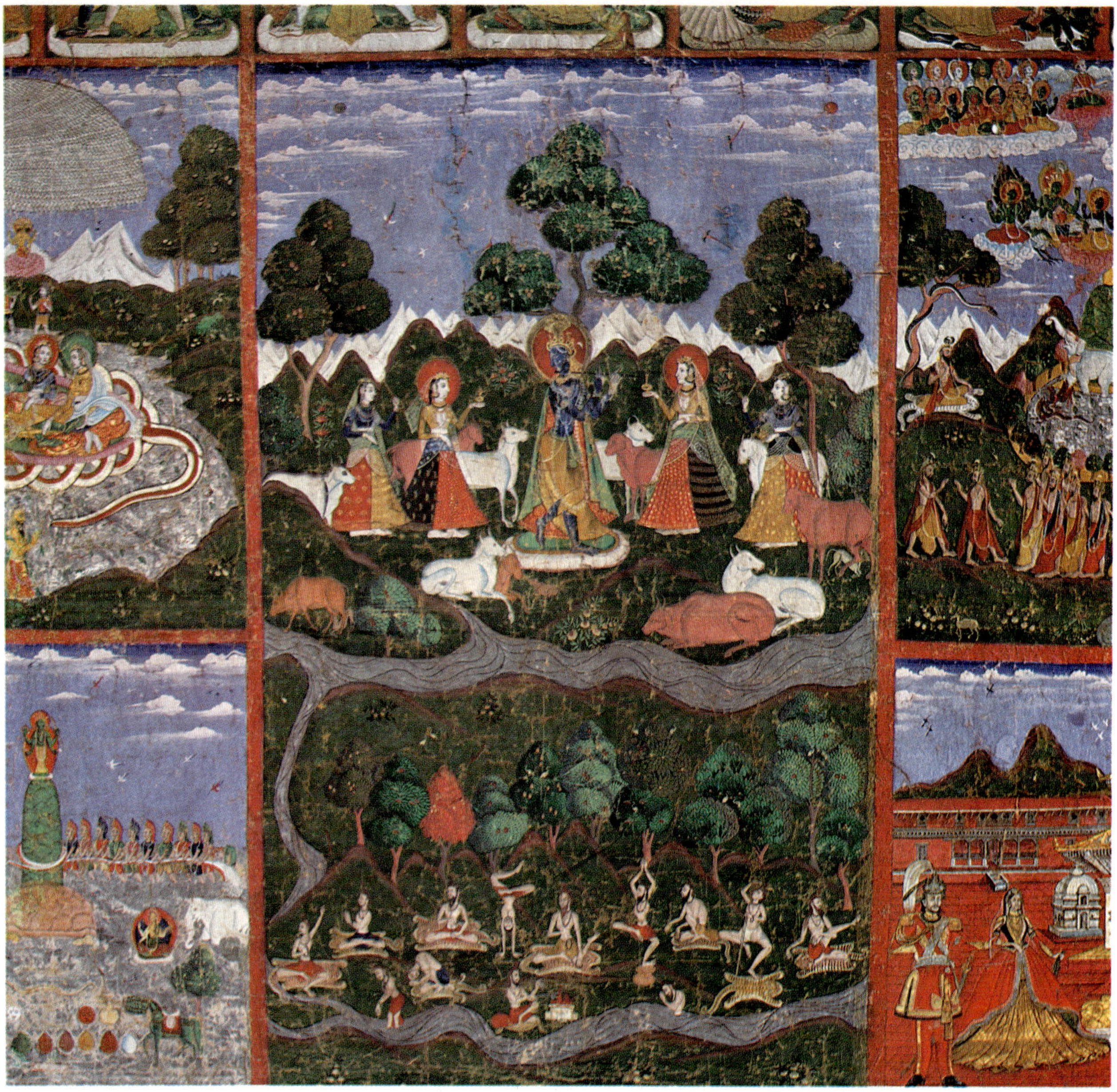

16 Hinduistische Malerei auf Leinwand aus den viṣṇuitischen Sekten von Nepal. Im oberen Bildteil erscheint Krishna mit den Gopis (Hirtenmädchen), der untere Teil zeigt Siddhas bei verschiedenen Yoga-Übungen und asketischen Stellungen auf Tigerfellen; Nepal, 19. Jahrhundert.

In jedem Cakra herrscht eine Gottheit jeweils in tantrischer Einheit mit einer Göttin, die zusammen die verschiedenen Kräfte des organischen und psychischen Gefüges des Menschen und des Kosmos repräsentieren. Im energetischen Sinn und in Bezug auf die Möglichkeiten der tantrischen Verwirklichung kennen wir zum Beispiel auch eine andere Bedeutungsreihe der Cakra, die hier erwähnenswert ist. Sie zeigt von unten beginnend die Urkraft im „Wurzelcakra“ (mulâdhâra), die als aufgerollte Schlange der Kuṇḍalinî-Kraft symbolisiert wird. Dann folgen die elementare Kraft des Wassers, die Fülle der Tätigkeiten und der Verwandlung aus dem Feuerelement, die Erfahrung des mystischen Tones (anâhata) auf dem die Töne tragenden Element der Luft, die völlige Klarheit und Reinheit (viśuddha) des Ätherischen in der Wahrnehmung durch Prâṇa, und schließlich zuoberst eröffnet sich die Möglichkeit der mystischen Teilnahme an der Transzendenz, der großen Glückseligkeit oder der erleuchtenden *synchronistischen Funktion des Bewußtseins,* wie wir es auch immer zu bezeichnen vermögen.
Alle diese Nâḍî und die Cakra erfüllen aber ihre Aufgabe nur wieder im Zusammenwirken mit der schöpferischen Energie der Kuṇḍalinî-Śakti, welche durch Yoga erweckt und zum Aufsteigen gebracht werden soll. Der tantrische Weg der Verwirklichung durch Yoga besteht in der Erweckung und Aktivierung der Kuṇḍalinî-Śakti und ihrer Hinführung durch die Cakra zu Śiva, der im tausendblättrigen Lotus thront. Bei dem Aufstieg der Schlangenkraft wird jedes einzelne Cakra gereinigt und durch die Hitze der Kuṇḍalinî zur Aktivität entfaltet. Dabei werden zugleich die Elementarkräfte und die kosmischen Prinzipien (tattva) in den Cakra durchschritten und integriert. Das Aufsteigen der Energie wird durch yogische Techniken erreicht wie Mantra-Rezitation (japa), Meditation über Yantras, Atemübungen (prâṇâyâma), Konzentration (dhâraṇa) und Meditation (dhyâna). Der Weg der Śakti durch die Cakra soll zur großen Erfahrung der Freiheit führen, die in der *Vereinigung der Gegensätze* und damit in ihrer Aufhebung beruht. Wir sehen hier, daß auch der praktische Yoga das Ziel verfolgt, den Menschen an das Erleben der Nicht-Dualität auf physischer und psychischer Ebene heranzuführen. Durch die Technik des Yoga und die Übungen der tantrischen Sâdhanâ wird die gewöhnlich in sich ruhende, statische (unschöpferische) Energie aus dem statischen Zustand des latenten Verweilens in den dynamischen Zustand versetzt, der allein als das wirkliche schöpferische Prinzip der Kuṇḍalinî bezeichnet werden kann. Die aufgerollte Kuṇḍalinî-Schlange als Symbol der Śakti entrollt sich durch Yoga und steigt hinauf zu Śiva, der im tausendfältigen Lotus das unendliche Reich des Wissens verkörpert, das nunmehr Frucht

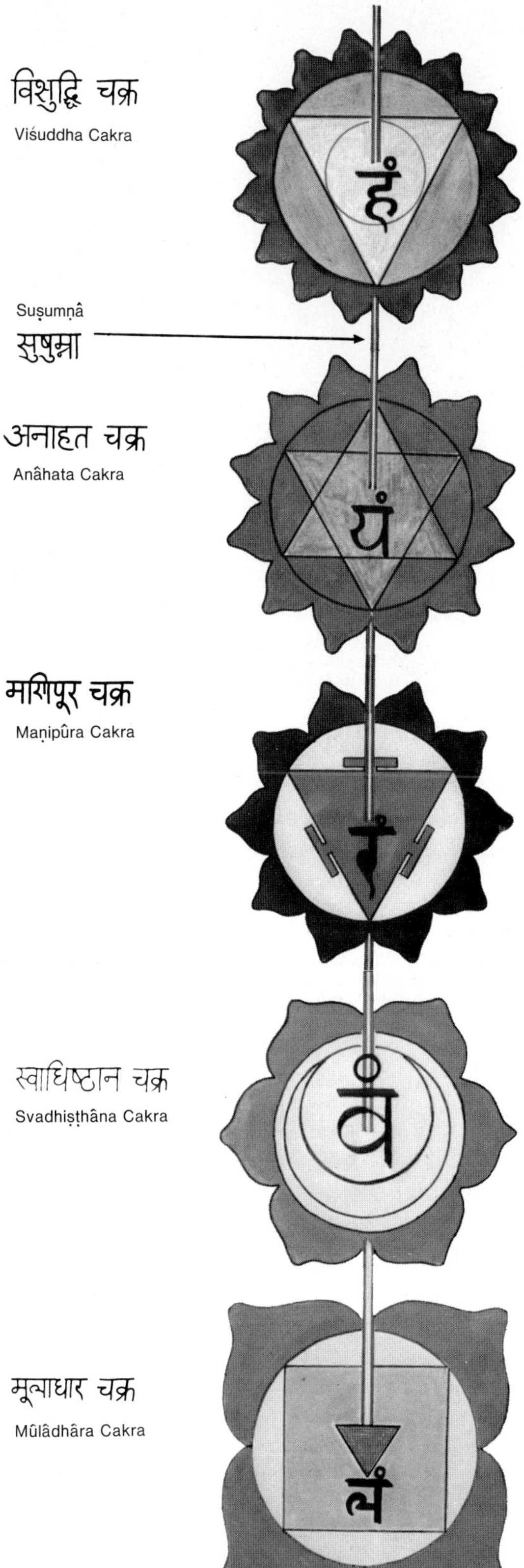

17 Eine graphische Darstellung entsprechend der Abbildung 15 zeigt fünf der wichtigsten Körpercakra mit stetig wachsender Zahl von Lotusblättern und verschiedenen Farben und Symbolen. Im Zentrum befinden sich die mantrischen Keimsilben Laṁ, Vaṁ, Raṁ, Yaṁ und Haṁ als Zeichen der elementaren Kräfte von Erde, Wasser, Feuer, Luft und Äther.

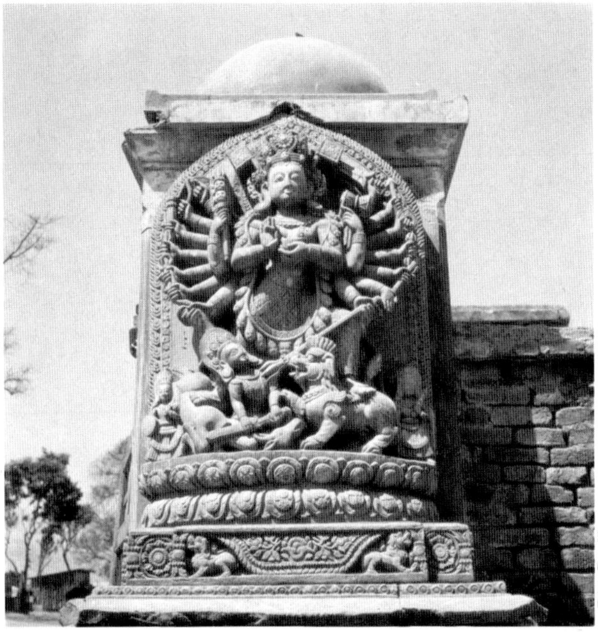

18 Steinplastik der dämonischen Göttin Durga (Mahisasuramardinî), die den Dämon Mahisâ tötet. Durgâ, die „Unnahbare", ist der schreckensvolle Aspekt der Devî, der göttlichen Gemahlin des Śiva. Bhaktapur, Nepal.

19 Im Ajñâ-Cakra auf der Stirn laufen die beiden Nâḍî zusammen und bilden dann ein sich öffnendes Dreieck, um im Sahasrâra-Cakra, dem tausendblättligen Lotus, zu enden. Dies ist der Ort der großen Erfahrung von Śiva und Kuṇḍalinî-Śakti. Darüber erhebt sich eine Flammenaureole pyramidenförmig als Kennzeichnung des feinstofflich strahlenden Energiekörpers.

tragen soll im Eintritt in die Erleuchtung. So verursacht die Erhebung der Kuṇḍalinî-Śakti eine *Dynamisierung der psychischen Kräfte* und Potenzen, eine Verwandlung der erdgebundenen physischen Kräfte und Triebe in spirituelle Energien; und eine Verstärkung vitaler und mentaler Fähigkeiten soll diesen Weg des tantrischen Yoga kennzeichnen. Der Kuṇḍalinî-Yoga als der klassische Weg vieler indischer Tantras strebt eine Veredelung des Menschen an, indem er ihm selbst seine physischen und mentalen Fähigkeiten erst richtig bewußt werden läßt und diese dann planmäßig erschließt. Er beabsichtigt eine Wandlung und Erhebung des Menschen auf eine höhere Stufe des bewußten Daseins, das nicht mehr von der nur statischen und belastenden Bindung an die Objektwelt allein gezeichnet ist. So wird dieser Mensch nicht mehr so sehr durch die Außenwelt gelenkt und getrieben, sondern er steht selbst in freier und gelöster Haltung ihr gegenüber, um sie dann richtig anwenden zu können. Die zu erlangende bis in den metaphysischen Bereich der yogischen Erfahrung reichende Erkenntnisqualität entspricht den alten indischen Vorstellungen von der Verwirklichung des Sat-cit-ânanda (Sein-Bewußtsein-Seligkeit) dem höchsten empirischen Erlebnis einer nach innen und außen harmonischen Welterfahrung durch Selbstverwirklichung. Wenn Kuṇḍalinî-Śakti mit Śiva vereint wird, so führt dies vom Standpunkt des Yoga aus zur gleichen Erfahrung der vollendeten Zweiheits-

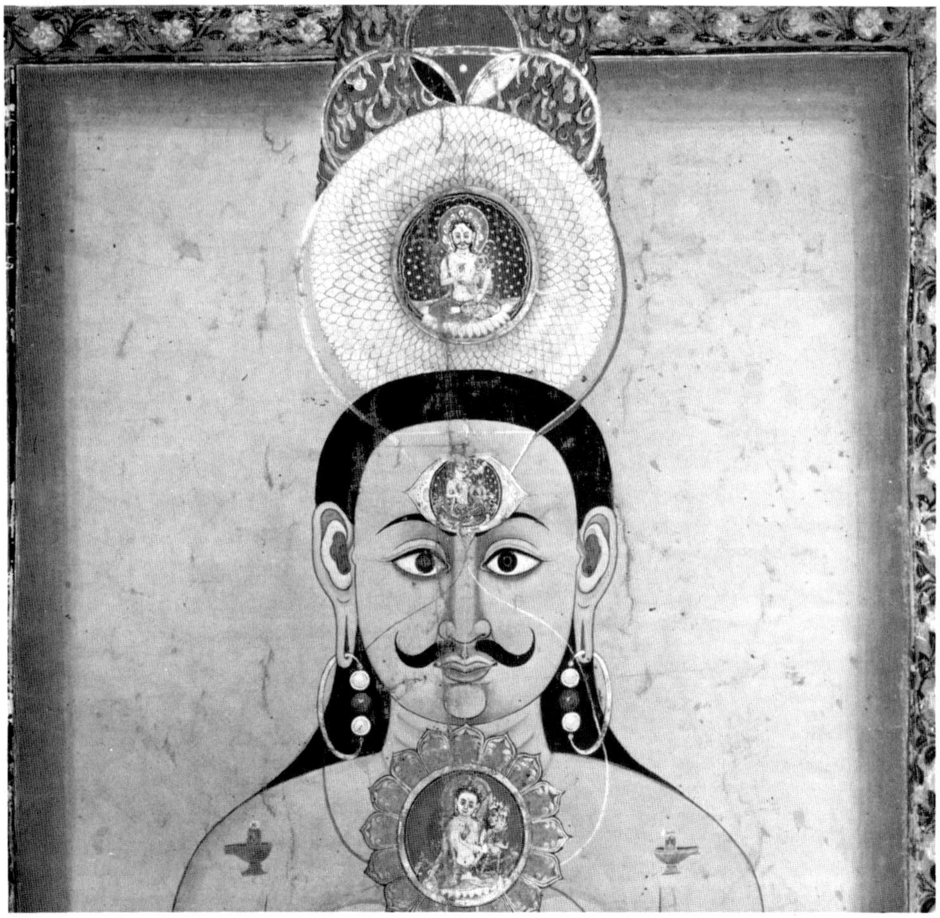

losigkeit (advaita), wie jene dynamische Einheit der Polarität etwa im Bilde von Krishna und Râdhâ, Śiva und Pârvatî, Viṣṇu und Lakṣmî oder anderen Götterpaaren.
Solche symbolischen Bilder der Tantras zeigen uns nur den Aspekt des möglichen Ziels, sie zeigen den Weg, nicht aber mehr die eigentliche Einheit als das Dritte, welches weder in Bildern noch in Worten erfaßt werden könnte. Das finale Ziel des Tantrismus ist also immer eine in sich untrennbare Trinität, die Einheit der beiden Gegensätze nämlich und das Ergebnis daraus, das nur im metalinguistischen Bereich zu erfassen ist. Deshalb finden wir in den einzelnen Cakra je ein Götterpaar als Symbol für die notwendige Einswerdung auf der entsprechenden Stufe, bevor der Schritt zu einer transzendierenden und dort wirksamen gnostischen Erfahrung im Tantra gemacht werden kann. Der aufsteigende Weg der Kuṇḍalinî-Kraft durch die einzelnen Cakra erzeugt dann jene schon erwähnte energetische Wärme oder Glut, die dann als das „Mystische Feuer“ den beginnenden Erfolg der Übungen anzeigt. Wir werden dem Phänomen der „Mystischen Wärme“ durch Kuṇḍalinî auch im buddhistischen Yoga des Vajrayâna wieder begegnen, der mit den gleichen Grundlagen und zentralasiatischen Komponenten auch in Tibet große Bedeutung erlangte.

20 Acht Tage lang hielt Krishna den Berg Govardhana mit dem kleinen Finger als schützendes Dach über die Gopis und ihre Kuhherde, als der alte Gott Indra durch Dauerregen versuchte, sich gegen Krishna durchzusetzen. In der Mitte befindet sich der flötespielende Gott in vierarmiger Form; indische Miniatur, etwa 18. Jahrhundert.

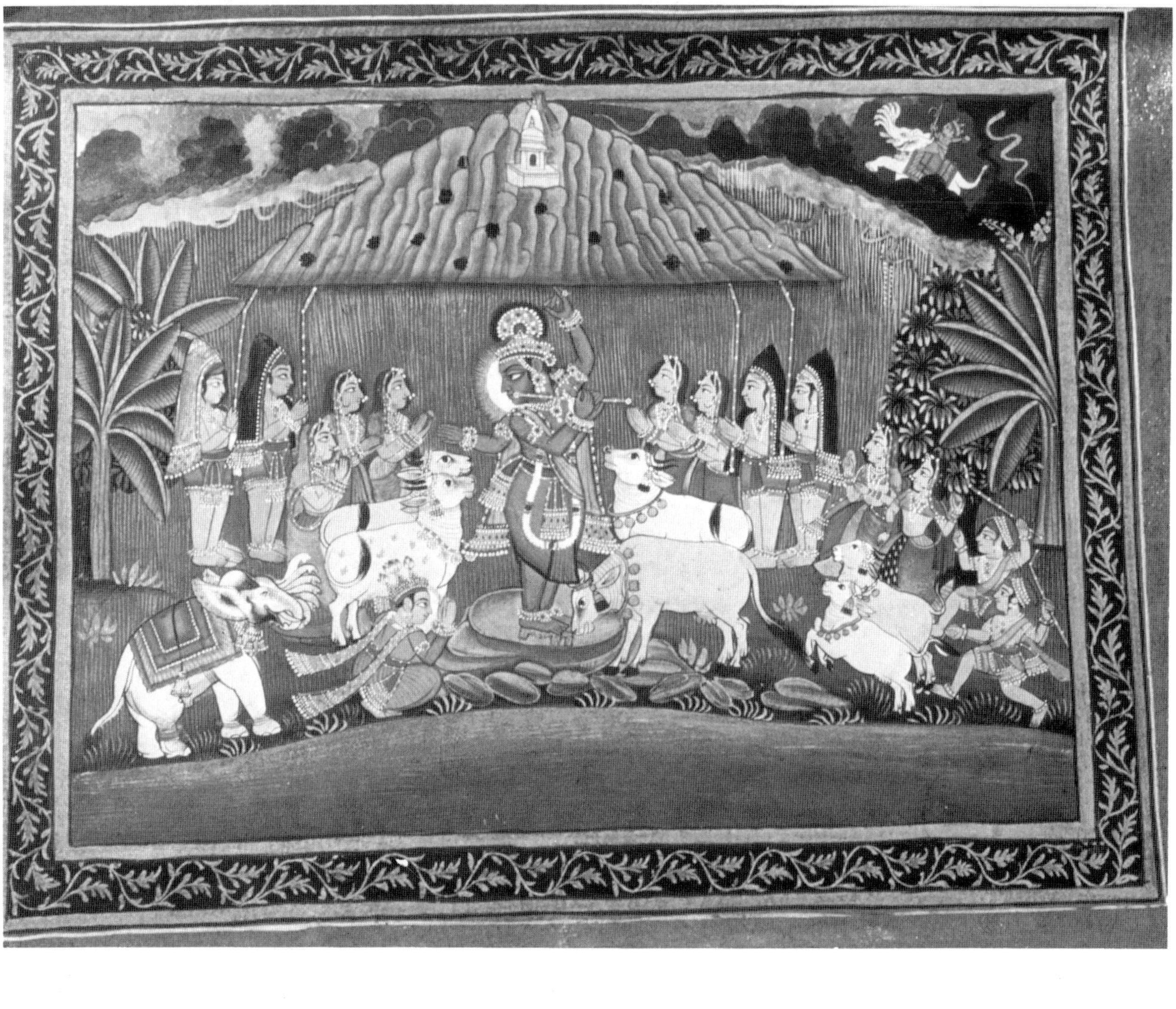

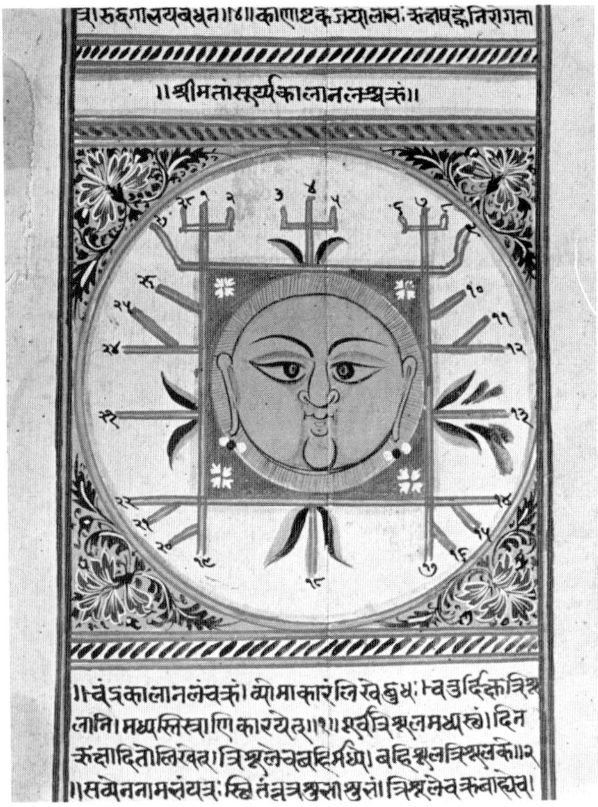

21 Indische Miniatur mit dem Yantra der Sonne (sûrya).

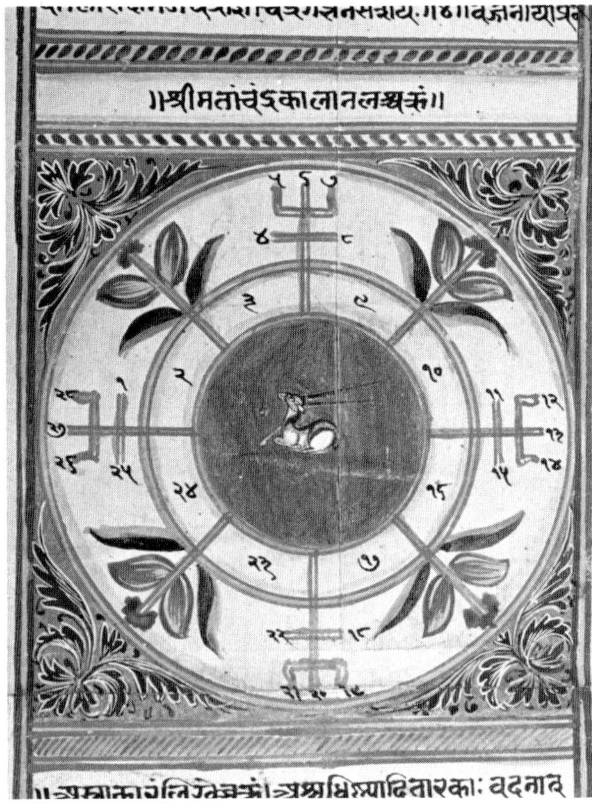

22 Indische Miniatur mit dem Yantra des Mondes (candra), in dessen Mitte sich die Mondgazelle befindet.

23 Indische Miniaturmalerei mit dem Sonnengott Surya, dessen Himmelswagen von sieben Pferden gezogen wird.

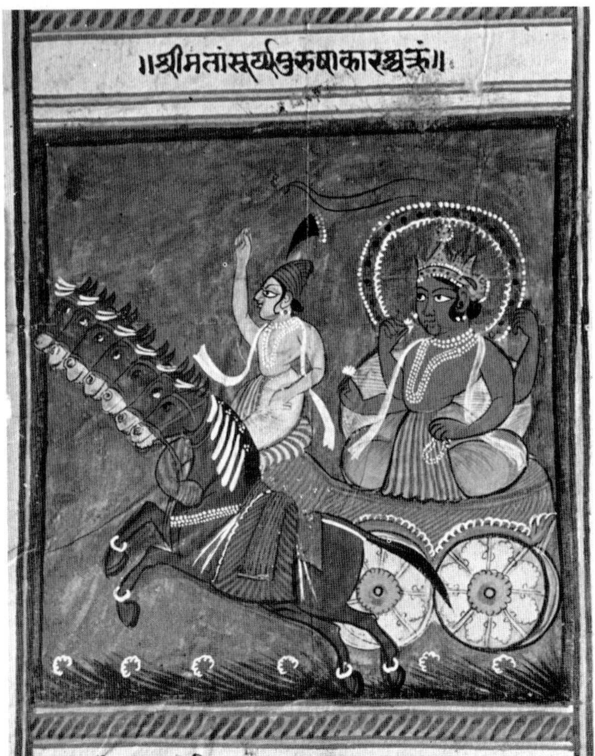

24 Ein tantrisches Yantra des Kuṇḍalinî-Yoga zeigt die Beziehungen zwischen der Individualseele, Jîva genannt (unten), und dem höchsten Gott Śiva (oben). Eine Befreiung kann nur erlangt werden, wenn die dazwischen liegende Hürde der Unwissenheit (avidyâ), im Bild links, überwunden wird, die als Ursache aller Täuschung (mâyâ), im Bild rechts, die Seele von der wahren Erkenntnis des Śiva fernhält.

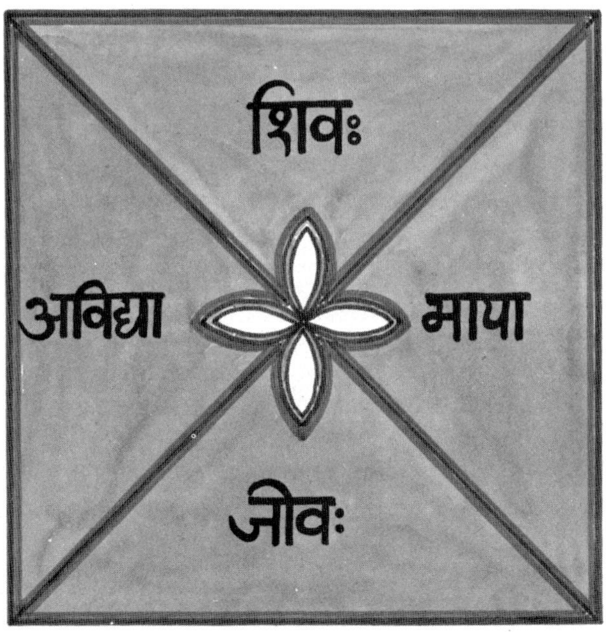

1. Hilfsmittel der tantrischen Verwirklichung

Für die praktische Ausübung der in den Tantras vorgezeichneten Wege zur Selbstverwirklichung werden eine Reihe von Möglichkeiten geboten, die sich in verschiedenen Graden je nach dem Fortschritt des Schülers richten. Die meisten dieser Hilfsmittel oder Methoden entstammen der Erfahrung des Yoga und werden in gleicher Art, einzeln oder kombiniert, auch vom Tantriker angewendet. Darin liegt die untrennbare Beziehung zwischen Yoga und Tantrismus.

Über einige Aspekte der Übungen hatten wir bereits gesprochen. Eine der ersten Grundübungen ist die *Visualisation* von ikonographischen Bildern, die entweder durch ein Symbol oder auch direkt durch ein Götterbild vorgestellt werden. Die unendlich reiche Ikonographie der Tantras bietet eine Fülle von Göttergestalten, denen nach den Texten bestimmte Eigenschaften und kosmische Kräfte zugeschrieben werden. Es sind symbolische Gottheiten verschiedenster Erscheinungsform, die über gewisse himmlische oder göttliche Tugenden verfügen und ebensolche Bereiche beherrschen. Sie stehen als Symbol für bestimmte Eigenschaften und Mächte, in deren Besitz sich der Mensch durch den tantrischen Yoga zu bringen versucht. Durch betrachtende Konzentration (dhâraṇâ) auf solche Bilder soll sich der Meditierende auf die den Gottheiten entsprechende höhere Ebene erheben. Dann löst der Mensch durch die Kraft der psychischen Entfaltung einer bildlichen Schau (als Projektion) bereits seine Aufmerksamkeit von der Vielheit der Umwelt und aus den Fesseln des zerstreuten Denkens, um sie auf einem Punkt und in einem Bild geschlossen zu verwirklichen.

Auf einer höheren Stufe, besonders in so vielen tantrischen Texten des Vajrayâna-Buddhismus, werden die Gottheiten oder deren Symbole meist nur noch durch sogenannte mantrische Keimsilben (bîja) vorgestellt, aus denen durch eigene Geisteskraft ein Bild der Gottheit zu entwickeln ist.

Das Bîjamantra oder Samen-mantra ist eine der Grundformen für die visionären Yogatechniken. Im Geiste muß der Schüler (sâdhaka) der von ihm verehrten Gottheit durch Visualisation einen himmlischen Lotusthron errichten. Auf diesem Lotusthron in einer „Sphärenebene" des Himmels (als Symbol für die unendliche Weite des Bewußtseins) erscheint zuerst gemäß den Sâdhanâtexten eine hauchdünne mantrische Silbe in strahlendem Licht (golden oder silbern), und aus dieser soll das Bild der Gottheit klar und in allen Einzelheiten erscheinen.

Nun geben die Sâdhanâ außer einer kurzen Beschreibung des ikonographischen Bildes auch Hinweise auf die Eigenschaften und Tugenden der Gottheit, mit denen sie in der kosmischen und ethischen Hierarchie eingeordnet ist.

Die nächste Übung ist nun, die völlige *Identifizierung* mit dem Bild der Gottheit und damit auch mit allen von ihr repräsentierten Kräften anzustreben. Dies verlangt ein hohes Maß an Selbstaufgabe und die Fähigkeit, sich in das ganz Andere, das Gegenüber, zu versetzen, ja es schließlich selbst zu sein. Sich durch Identifikation mit Śiva oder Śakti, mit dem Bild des Buddha oder einer Göttin auf deren entsprechender Ebene zu vereinen, bedeutet für den Tantriker, für diesen Augenblick selbst wie das göttliche Vorbild zu werden. So bemüht sich der Sâdhaka, sich im Prozeß der Selbstidentifikation mit den Eigenschaften anzureichern, die dem geschauten und damit verwirklichten Bilde innewohnen und sein Bewußtsein mit ihnen zu erfüllen.

Nehmen wir einige Beispiele für die vielfältigen Meditationen über ein Mantra, so erkennen wir leichter die Verbindungen von Symbolen und Bildern,

25 Zwei hinduistische Yantra mit mantrischen Keimsilben im Zentrum.

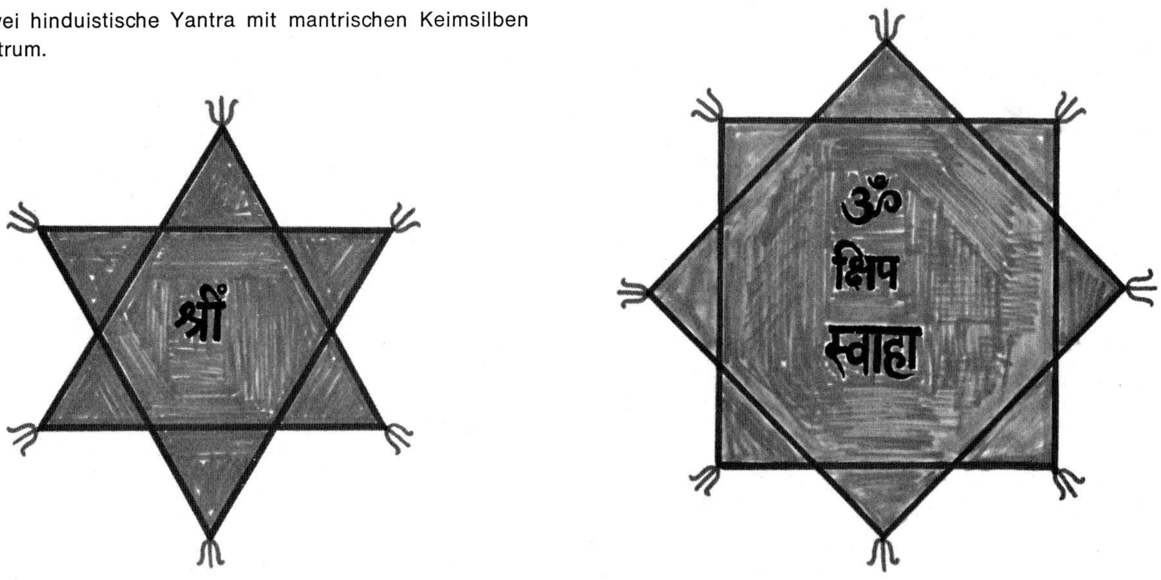

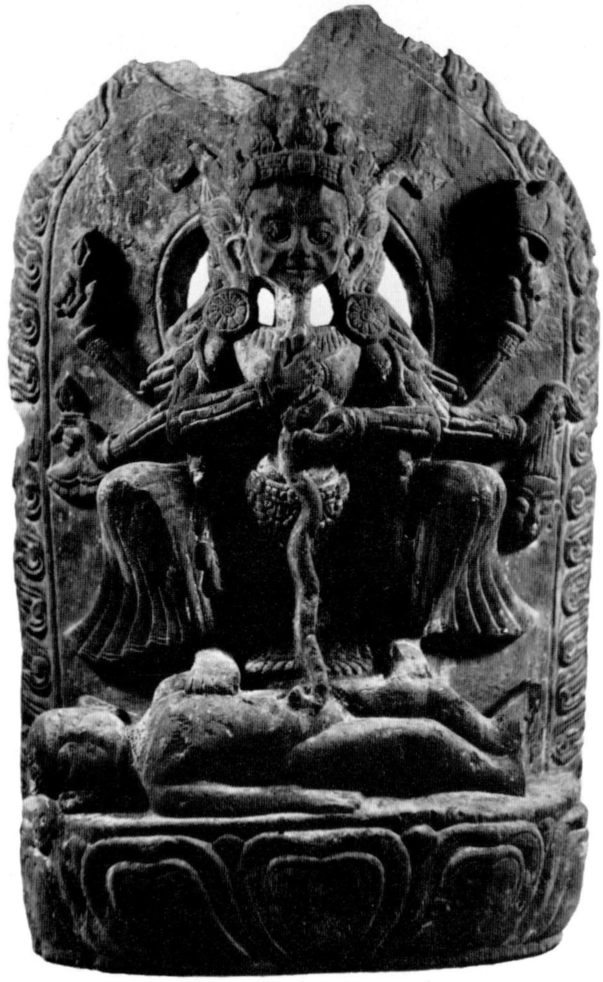

26 Die Göttin Câmuṇḍâ ist eine besondere Erscheinungsform der schrecklichen Göttin Durgâ, aus deren Stirn sie entstanden ist, um gegen die Dämonen Canda und Muṇḍa zu kämpfen. Die Göttin wird ikonographisch mit roter oder schwarzer Farbe dargestellt, und sie sitzt über einem toten Dämon. In den Händen hält sie einen Vajra, ein Ritualmesser, die Axt, die Kapâla und einen Menschenkopf. Der Kult um diese schreckensvolle Göttin mit dem Aspekt der Friedhöfe war im Hinduismus mit den Sekten der Aghorî und Kâpâlika verbunden. Nepal, 17. Jahrhundert.

27 Holzfenster von einem Tempel in Kathmandu mit dem Hexagramm und einer tantrischen Gottheit im Zentrum.

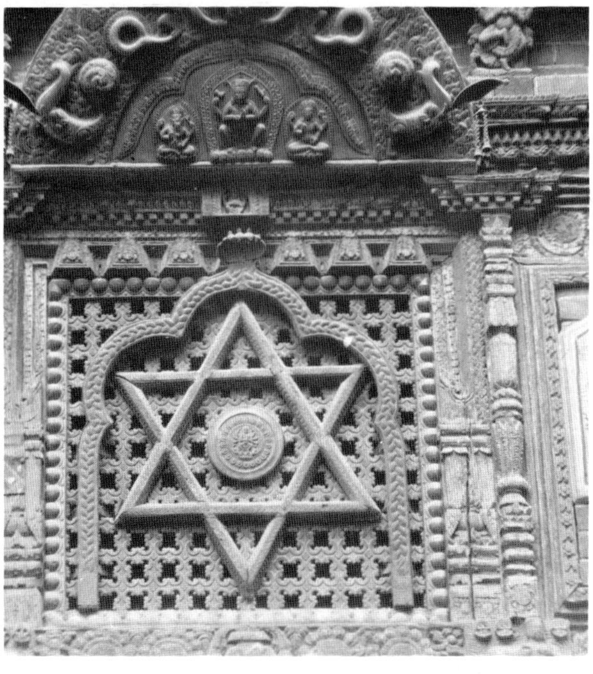

die in der tantrischen Übung verwendet werden. Die einzelnen Bilder zu den hinduistischen Darstellungen der Cakra können mit Hilfe von Keimsilben, Symbolen, Elementen oder ikonographischen Götterbildern meditiert werden. Von den im Kuṇḍalinî-Yoga bekannten sieben Cakra bilden die ersten fünf (von unten) den mikrokosmischen und elementaren Aufbau des Menschen nach dem Vorbild der makrokosmischen Ordnung. Ihnen ist das berühmte Anrufungsmantra „Namaḥ Śivâya" geweiht, das aus fünf Silben besteht: Na-maḥ-śi-vâ-ya. Auf der Ebene der mantrischen Keimsilben haben wir also die Formel für Śiva, auf der Ebene der Symbole sind es ein gelbes Dreieck (na), ein weißer Halbmond (maḥ), ein rotes Dreieck (śi), ein grünes Hexagramm (vâ) und ein schwarzer Kreis (ya). In den genannten Symbolen befinden sich die kosmischen Bildekräfte und Stoffe aller irdischen Formen (tattva) und außerdem in der gleichen Reihenfolge die Götter Brahmâ, Viṣṇu, Rudra, Maheśvara und Sadâśiva, die den folgenden Eigenschaften entsprechen: Schöpfung, Schutz und Bewahrung, Zerstörung, Gleichung und Deckung sowie Wohltat und Segen. Je nach den einzelnen Überlieferungen der śivaitischen Sekten können natürlich auch andere Götter zur Herrschaft über die Cakra erhoben werden.

Die *Mantra* und *Dhâraṇî* stellen eine weitere große Gruppe von Meditationsmitteln dar, die in allen indischen Religionen (Buddhismus, Hinduismus und Jaina) verwendet werden. Die Mantra mit ihren meist wenigen Silben oder die Silbenanreihungen der Dhâraṇî als Anrufungs- und Beschwörungsformeln der Gottheiten, sie alle sind für den Tantriker bedeutungsvolle Wort- und Bildträger für die Verwirklichung der ikonographischen Bilder der Götter und ihrer Kräfte. Die Texte sind voll von Hinweisen für die mantrische Evokation und die visionäre Entwicklung von göttlichen Bildern, und im Buddhismus haben wir einen sogenannten „Weg der Mantra" (mantrayâna), nach dem besonders über die mantrische Übung die Weisheit der Buddhas erschlossen werden soll. Wichtig allein ist die richtige Rezitation und die entsprechende Rhythmisierung der mantrischen Lautfolge, die nur während der Initiation durch den Guru mit allen entsprechenden Erklärungen gegeben wird. Das Mantra ist also die Wiederholung der Situation der besonderen Machterteilung während der Initiation, mit deren Erneuerung immer wieder die psychischen Kräfte reaktiviert werden können. Alle Mantra werden auf dem Wege des mystischen Geheimnisses durch den Guru übermittelt und können auch nur aus dieser Übertragung heraus Wirksamkeit entfalten. Die Initiation, die Weihe, die Erteilung der psychischen Macht zur Anwendung bestimmter yogischer Techniken und Mantra sind mit die wichtigsten Mittel zur Selbstverwirklichung durch Tantra.

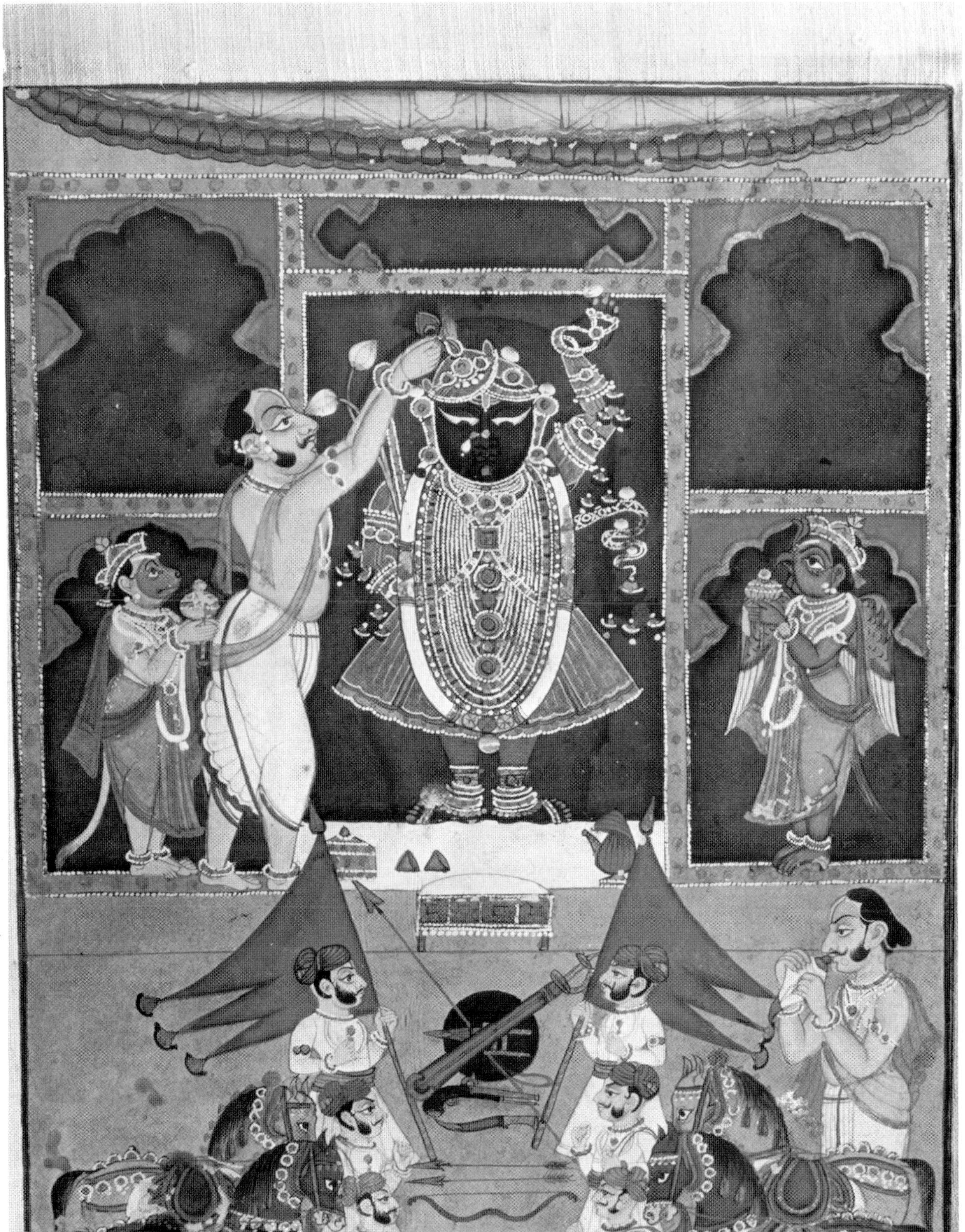

28 Ein heiliger Schrein des Krishna als Śrî-Nâthiĵ zeigt die kultische Verehrung (pûja) vor dem Götterstandbild, das reich mit Juwelenschmuck versehen ist und vor dem die rituellen Opferungen stattfinden. Indische Miniatur, etwa 18. Jahrhundert.

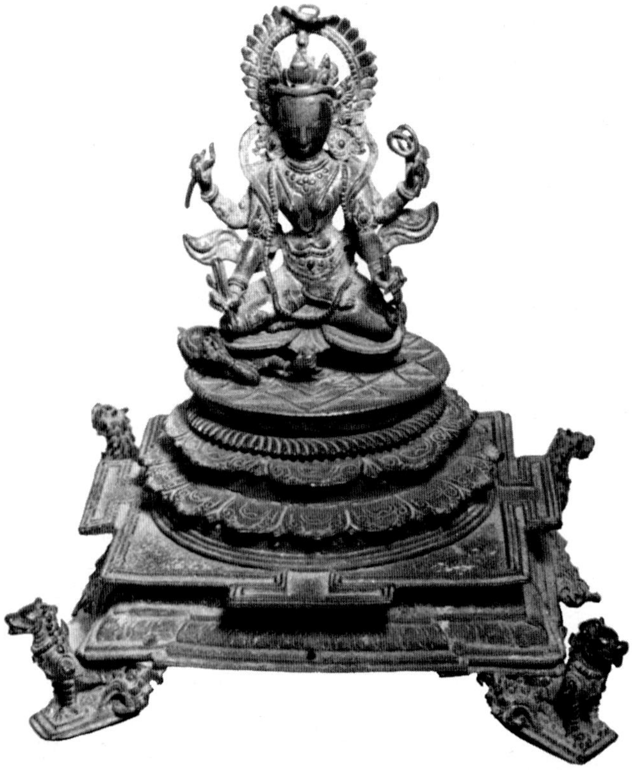

29 Kultische Bronze der Göttin Lalitâ Tripurasundarî als Symbol der kosmischen Energie (śakti) über dem Altarplatz des Śrîcakra, dem bedeutenden mystischen Symbol der śivaitischen Lehren des Kuṇḍalinî-Yoga; Nepal, etwa 17. Jahrhundert.

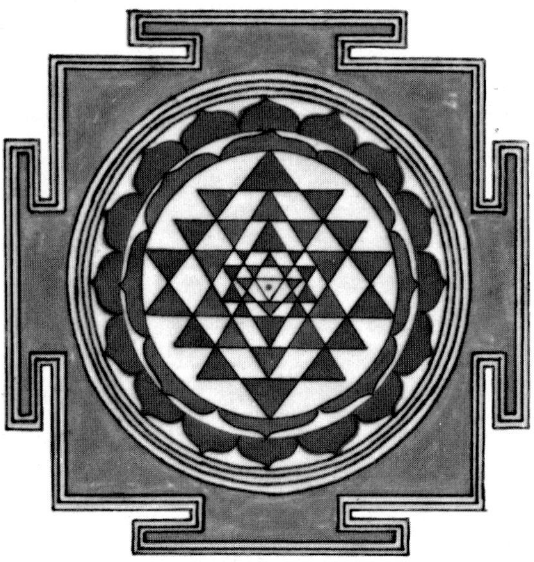

30 Das berühmte Yantra des Bhagavan Śrîcakra als mystischer Ort der Göttin Lalitâ Tripurasundarî.

Erinnern wir uns an die Lehre vom schöpferischen Urlaut OM, aus dem sich im Universum alle anderen Laute und Töne, die Silben und Vokale als Tonträger der Worte, entwickelten, so wird uns auch der indische Standpunkt klar, daß eigentlich alle Laute so wie eben die mantrischen Silben bereits Keime und Schöpfungen in sich sind, aus deren Weiterbildung sich leicht Bilder und Formen entwickeln. Wenn wir ein Wort bewußt aussprechen, dann sind bereits in diesem Wort auch die bildliche Form und der stoffliche Gegenstand mit allen seinen Eigenschaften definiert und im Keime angelegt worden. Es ließe sich daher zum Beispiel ein großer Teil der hinduistischen und buddhistischen Ikonographie auf kleinem Raum durch die Niederschrift von mantrischen Keimsilben darstellen. Statt eines Bildes der Gottheit finden wir auf den **Yantra,** den magischen Diagrammen, eine oder mehrere Mantra oder Keimsilben. Sie sind Symbol für die Gottheiten (auf der Ebene des schöpferischen Tones) und verkörpern deren Energien. Deshalb gehört die Konzentration auf Yantra-Diagramme, die eingeschriebene oder gravierte Mantra enthalten, zu den wichtigsten Übungen am Anfang des tantrischen Weges. Die ganze umfangreiche Technik der Mantrameditation und die kosmologische Symbolik finden wir als ein hochentwickeltes System unter eigenen Gesetzen auch in den tantrischen Schulen des Mahâyâna-Buddhismus. Bei den Hindus werden die Yantra entweder aus kleinen Metallplatten, Stein oder Holz hergestellt und mit mantrischen Silben versehen, oder aber man zeichnet für kontemplative Zwecke das Yantra auf den Sandboden oder an die Wand. Allgemein sind die Yantra schlichte graphische Bilder, und sie zeigen keine kosmologischen Orientierungen wie etwa bei den Maṇḍalas, die wir besonders zahlreich und entwickelt im buddhistischen Tantrismus antreffen. Über die Maṇḍalas und die Rituale als Mittel zur Initiation und Meditation im Tantrismus sprechen wir im Kapitel B.

2. **Die Symbolik eines Yantra**

Das bedeutendste unter den Yantra der Hindu-Tantras wird Śrîcakra oder auch Śrîyantra genannt, das als der geheime Tempel der Göttin Lalitâ Tripurasundarî verehrt wird. Wie kaum ein anderes Yantra ist es eng verbunden mit den Lehren der Tantras, des Yoga und einer Philosophie, die auf dem Höhepunkt ihrer Blüte stand. Seit der Zeit des großen indischen Philosophen Śaṅkara (8. Jahrhundert nach Christus) wird die göttliche Energie der Weltenschöpfung, die Śakti, unter ihrem Aspekt als höchste *„Wissende"* (śrîvidâ) verehrt. Dieser Göttin ist das Śrîcakra geweiht, eine symbolische yantrische Stätte, in deren Mitte die Göttin als Inbegriff des „Wissens des Selbstes" thront. Das Śrîcakra als Tempel der Kuṇḍalinî-Kraft unter dem

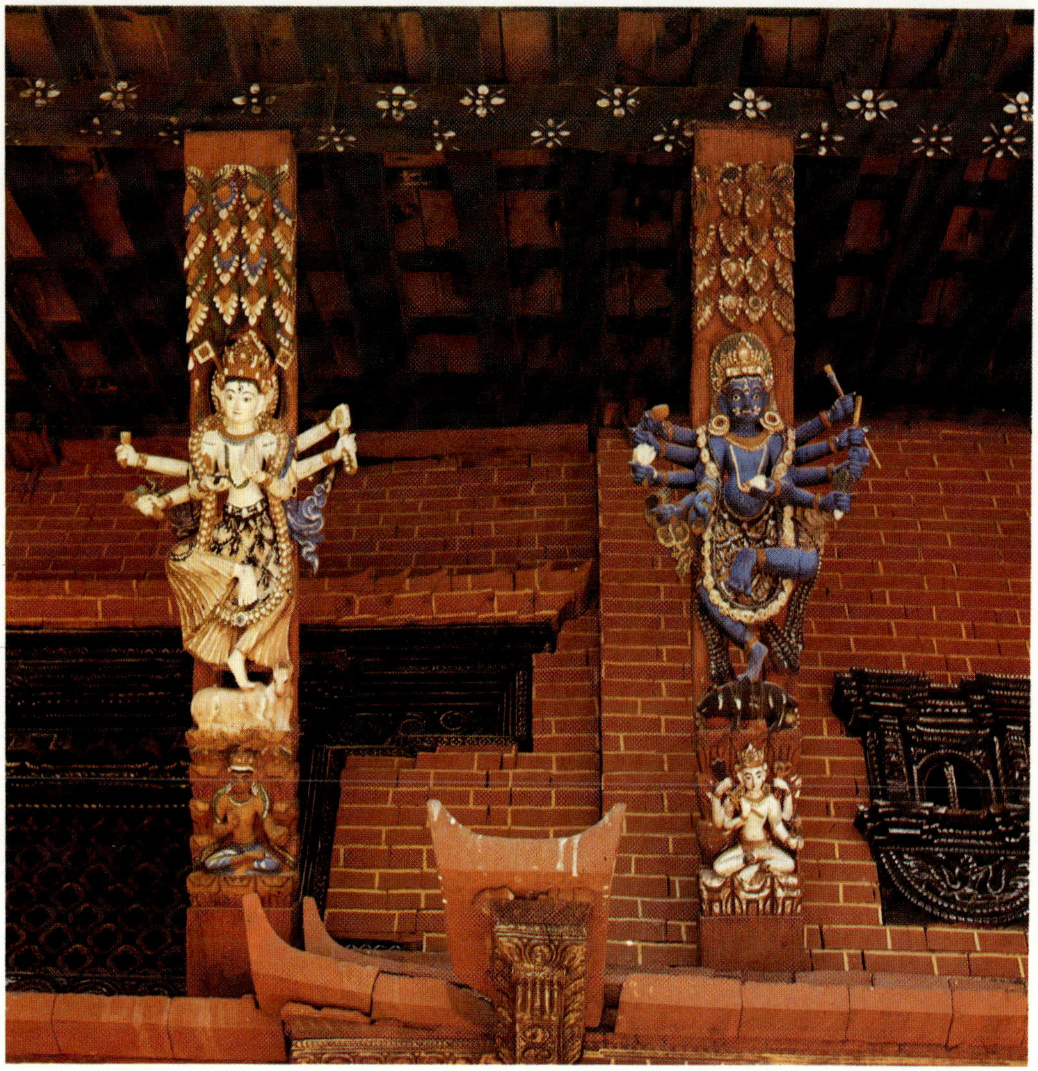

31 Auf unzähligen Stützpfeilern an den Tempeldächern in Nepal finden wir die meistens vielarmigen (komplexen) tantrischen Gottheiten mit vielen Symbolen und ikonographisch festliegenden Farben; Lalitpur, Nepal.

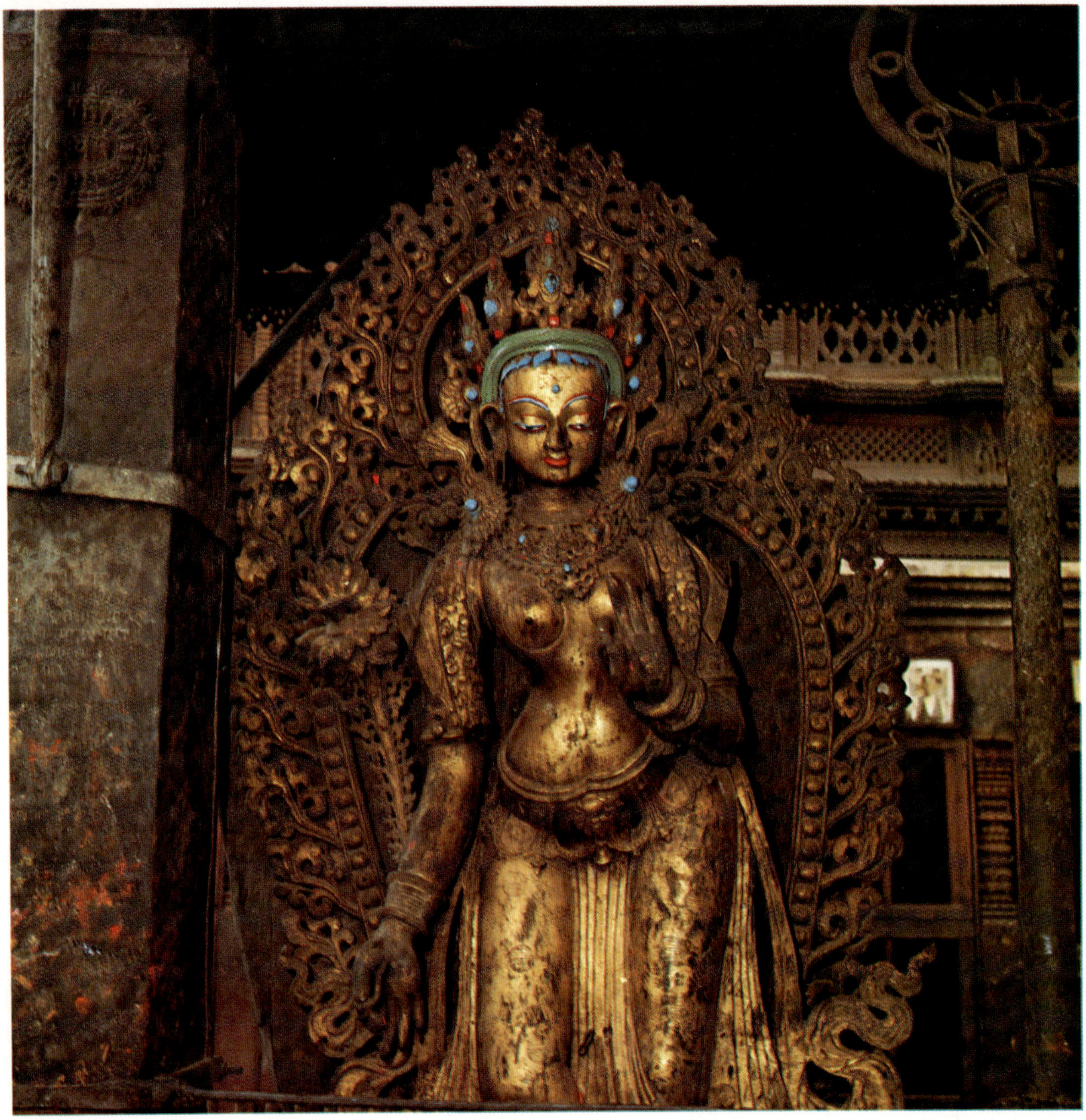

32 Die buddhistische Erlösungsgöttin Târâ ist eines der wichtigsten frühen Symbole der Verehrung weiblicher Gottheiten im Tantrismus, die von buddhistischen wie auch hinduistischen Tantrikern gefeiert wird. Târâ als Monumentalbronze der gütigen Göttin im Schreinbezirk von Svayambhunath bei Kathmandu, Nepal.

Aspekt der „Wissenden" finden wir sehr häufig als Zeichnung eines Yantra wie auch in Form eines dreidimensional gebildeten göttlichen Tempels mit dem ikonographischen Bild der Göttin Lalitâ Tripurasundarî. Die erste Form als graphisches Yantra zeigt uns vier aufwärts gerichtete (śrîkanṭha) und fünf mit der Spitze nach unten gezeichnete Dreiecke (śivayuvati), die sich gegenseitig so durchdringen und dekken, daß 43 Winkel (oder Dreiecke) entstehen. Zwei Lotusblüten mit je acht und sechzehn Blütenblättern innerhalb von drei konzentrischen Kreisen schließen den mystischen Thron (pîṭha) in einem viertorigen Quadrat ein. Ein kleiner roter Punkt (bindu) im Zentrum des ganzen Yantra ist das Schöpfungssymbol der unsichtbaren Einheit von Śiva und Śakti; sie haben hier den Namen Kâmeśvara und Lalitâ und sind im Bindu als dem kosmischen Ursprung der Evolution untrennbar verbunden.

Srîvidyâ oder Tripurasundarî wird hier dargestellt als Bronze einer vierarmigen Göttin auf einem Yantra-Thron aus Nepal, wo diese Göttin ebenfalls im Mittelpunkt der Verehrung von śivaitischen Tantrikern steht. Sie sitzt auf Śiva-Kâmeśvara, dem höchsten Gott, der begehrt (kâma), sich in der Welt zu manifestieren. Die Herabkunft des Gottes ist aber nur möglich durch die evolutionäre Kraft der Göttin (Śakti). Die große Göttin ist die Macht des Werdens als die Schöpferin der Welten aus dem statischen Geistprinzip des Śiva. Zusammen mit dem Wissen des Śiva, das durch ihre Macht zur Blüte gelangt, erschafft sie die Welten des Universums und nimmt sie auch wieder zurück.

In ihrer Schöpfung erzeugt sie die vergängliche Welt der Täuschung (mâyâ), und in ihrer Eigenschaft als die große Wissende verleiht sie auch die Macht der Erkenntnis, diese Welt zu durchschauen und zu überwinden. Der Doppelaspekt der großen Göttin ist eine bemerkenswerte Erscheinung der tantrischen Philosophie.

So zeigt uns das Śrîcakra eines der erhabensten Beispiele der tantrischen Symbolik, die auf die Wurzeln der Hindu-Tantras im Veda und den Upaniṣads zurückgeht. Die mystische Einheit von Gott und Göttin über dem kosmischen Plan der Schöpfung (das Yantra) offenbart hier das vorherrschende Bild der großen Mutter, der „Hohen Wissenden" (śrîvidyâ), die in sich das Geheimnis der Schöpfung als Energie, als Macht zum Werden, verbirgt. So wurde sie, wie einst schon als die Kraft der Prakṛti, zu einem Leitbild des hinduistischen Tantrismus erhoben, mit dem sich zu vereinen bedeutet, die Gnosis aus Weg und Ziel oder von Suchendem und Gesuchtem durch Tantra in sich selbst zu verwirklichen. Diese Lehre strebt hier zur Vereinigung und zur permanenten Rückbildung mit und an die große „Welle der Seligkeit" (ânandalaharî), von der jedes menschliche Individuum nur einen Tropfen darstellt, der durch die Macht der Unwissenheit aus dem „Ozean der Glückseligkeit" (ânandasindhu) herausgetrennt wurde. Alle Aspekte dieses Weges in sich zu vereinen und in einer gewandelten Persönlichkeit zu integrieren, den neuen inneren Menschen nach dem ganzheitlichen Vorbild wie jenes Śrîcakra zu schaffen, ist der tiefere Sinn der Meditation über Lalitâ-Tripurasundarî. Deren bedeutendste Tempel mit einem Schrein des Śrîcakra liegen in Sringeri und Kâñcî (Südindien).

33 Der indische Mahâsiddha Nâropa war einer der bedeutendsten Tantriker des Buddhismus. Seine „sechs Lehren" (tibetisch: Nâro chos-drug) gehören zur geheimen Überlieferung der tibetischen Tradition. Tibet, etwa 15. bis 16. Jahrhundert.

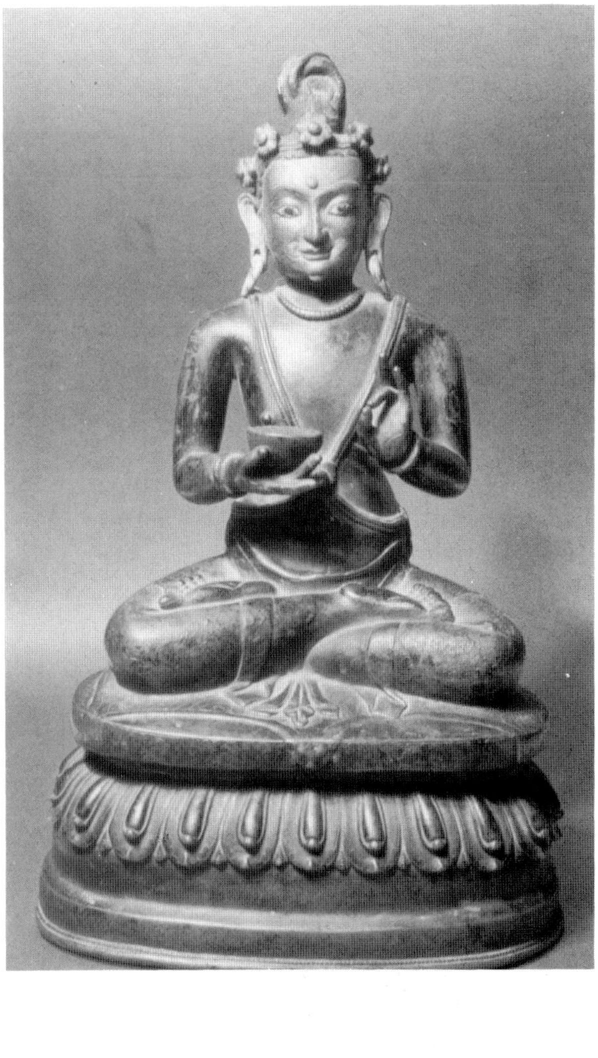

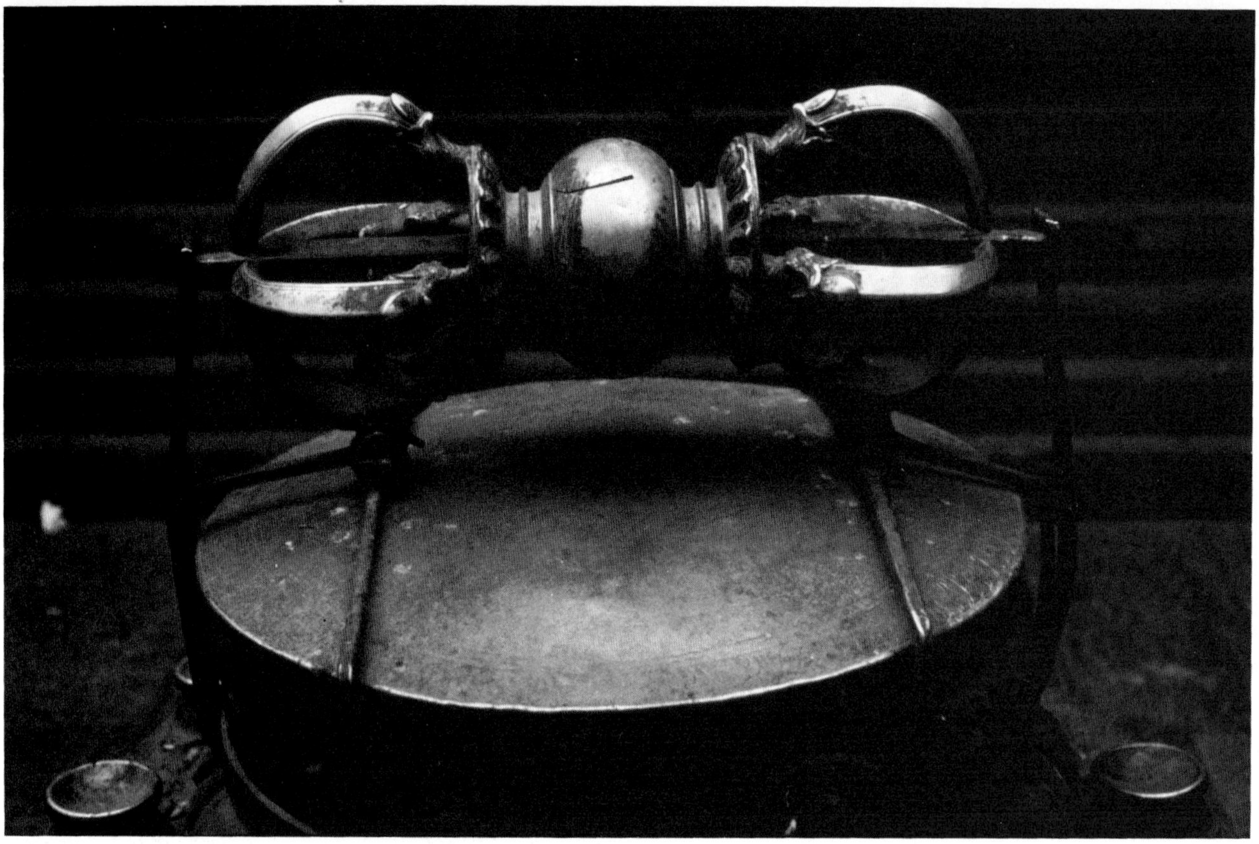

34 Großer Vajra über der gravierten Bronzeplatte eines buddhistischen Maṇḍala als Symbol der Diamantlehre des tantrischen Vajrayâna; Hiranyavarna-Mahâvihâra in Lalitpur, Nepal.

B. Buddhistischer Tantrismus

Auch der indische Buddhismus erlebte eine große tantrische Bewegung, die weit über Indien hinaus Bedeutung erlangen sollte und heute noch im tibetischen Buddhismus lebendig geblieben ist. Die drei großen Richtungen der buddhistischen Lehre in Indien waren der Theravâda oder Hinayâna, der Mahâyâna und der Vajrayâna. Vornehmlich die Lehre des Diamantfahrzeugs (vajrayâna) ist als die letzte Entwicklungsstufe vom Tantrismus geprägt worden. Und es wurde auch nicht zu Unrecht für die tantrische Richtung des Buddhismus der Begriff „esoterischer Buddhismus" geprägt, da alle mit den Tantras und ihrem Geheimwissen verbundenen Lehren in esoterische Sprache, Symbolik und Ikonographie eingekleidet wurden. In dem ältesten überlieferten Text des esoterischen oder geheimen (guhya) Buddhismus, dem Guhyasamâja-Tantra (Versammlung der Geheimnisse) finden wir bereits ein vollständiges, kosmologisch sowie psychologisch orientiertes System eines tantrischen Maṇḍala, so daß wahrscheinlich auch hier die eigentlichen Quellen weiter zurückgehen als die schriftliche Tradition.

Die geistigen Ursprünge liegen schon in der Philosophie des „Mittleren Weges" (mâdhyamika) des großen Inders Nâgârjuna begründet; und aus den Quellen des Mahâyâna können wir bereits sehr früh rituelle Grundlagen und Meditationstechniken finden, wie etwa die Dhâraṇî (magische Konzentrationsformeln zur Verwirklichung der Gottheiten) und die Mantra in den Schriften des Mañjuśrîmûlakalpa, der Prajñâpâramitâ, des Lankâvatârasûtra und in vielen anderen Texten, die eigentlich dem Mahâyâna zugeordnet werden. Es ist nicht erwiesen, welche der beiden tantrischen Traditionen die ältere ist, die des Buddhismus oder die des Hinduismus. Bis zu einem gewissen Grade scheinen die sichtbaren Ergebnisse bisher dem Buddhismus die Priorität einzuräumen. Sehr wahrscheinlich aber geht die Methodik und die Idee des Tantrismus auf eine viel ältere gemeinsame Wurzel zurück, die nicht direkt an diese beiden heute bestehenden Hochreligionen gebunden war.
Immer enthält der Tantrismus als Hauptziel die Verwirklichung der weiblichen Energie als Śakti (im Hinduismus) oder unter dem Namen Prajñâ (im Buddhismus). Damit wird die gnostische Zielsetzung der zu suchenden Vereinigung mit dem

entsprechenden Gegenpol sichtbar. Der buddhistische Tantrismus entwickelte sich etwa seit dem vierten Jahrhundert und kam in Indien zwischen dem 6. bis 12. Jahrhundert zur spirituellen und kulturellen Blüte, die auch deutliche Einflüsse auf die hinduistischen Systeme des Tantrismus ausübte. Durch die große Verbreitung des Buddhismus über die Länder Zentralasiens, Südostasiens, Chinas (Hua-yen Sekte) und Japans (dort die tantrische Shin-gon Sekte) wurde der Tantrismus des Vajrayâna in vielen außerindischen Ländern und hier besonders in Tibet heimisch, wo er bis zuletzt erhalten geblieben ist.

Die von den buddhistischen Tantrikern, besonders von den Mahâsiddhas (tantrische Yogis) hinterlassene Literatur und ihr Einfluß auf das Geistesleben Indiens sind sehr nachhaltig gewesen.

Das Guhyasamâja-Tantra wird mit seiner Entstehung in das 3. bis 4. Jahrhundert datiert.

35 Tibetische Darstellung des indischen Siddha Virûpa. Er hält in der rechten Hand eine Handtrommel (Ḍamaru), die zusammen mit der weißen Schädelschale (Kapâla) der linken Hand zu den typischen Kultgegenständen des buddhistischen Tantrismus gehört. Über Knie und Körper trägt der Siddha das Meditationsband der Yogis. Malerei aus Tibet, etwa 18. Jahrhundert.

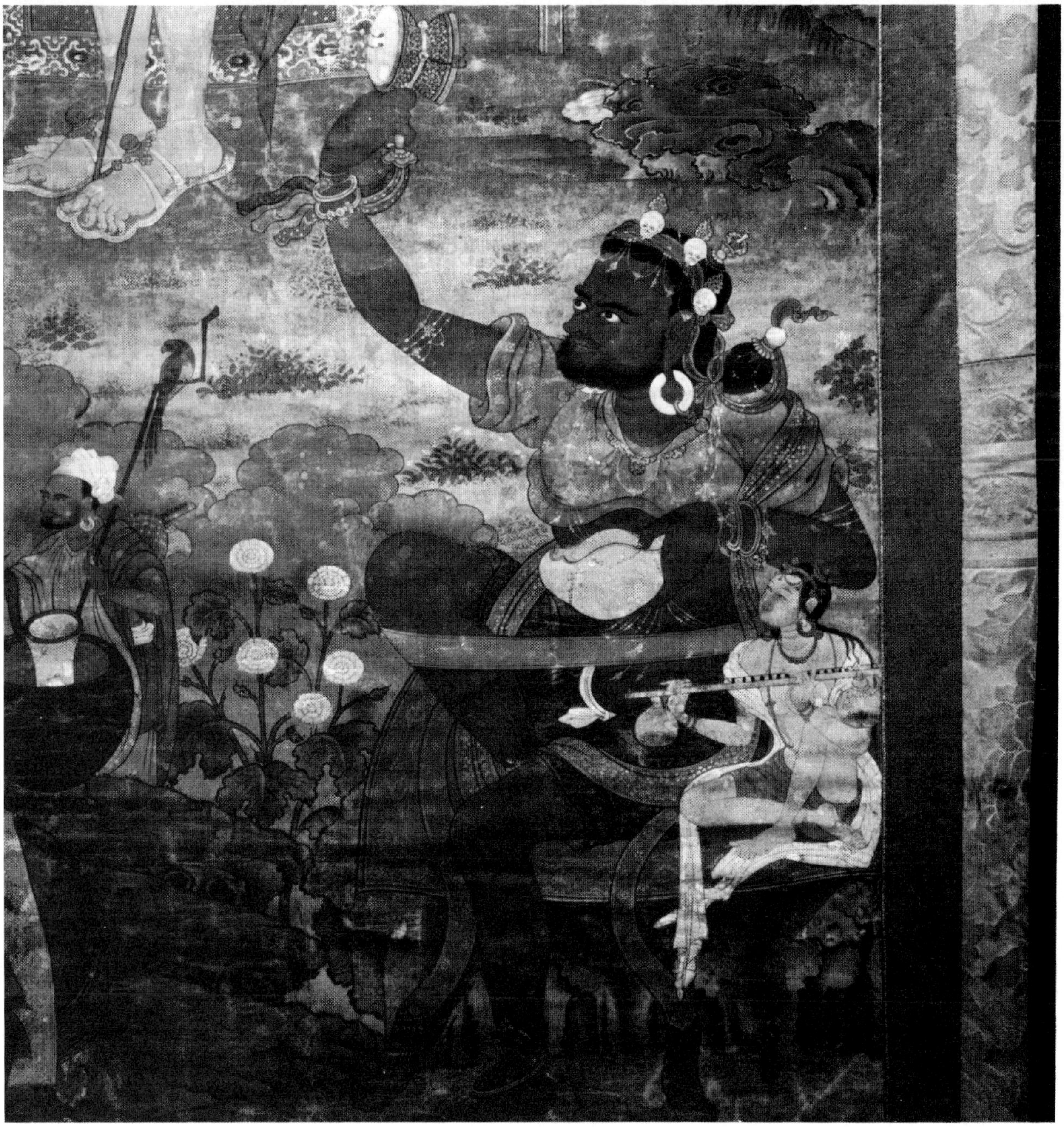

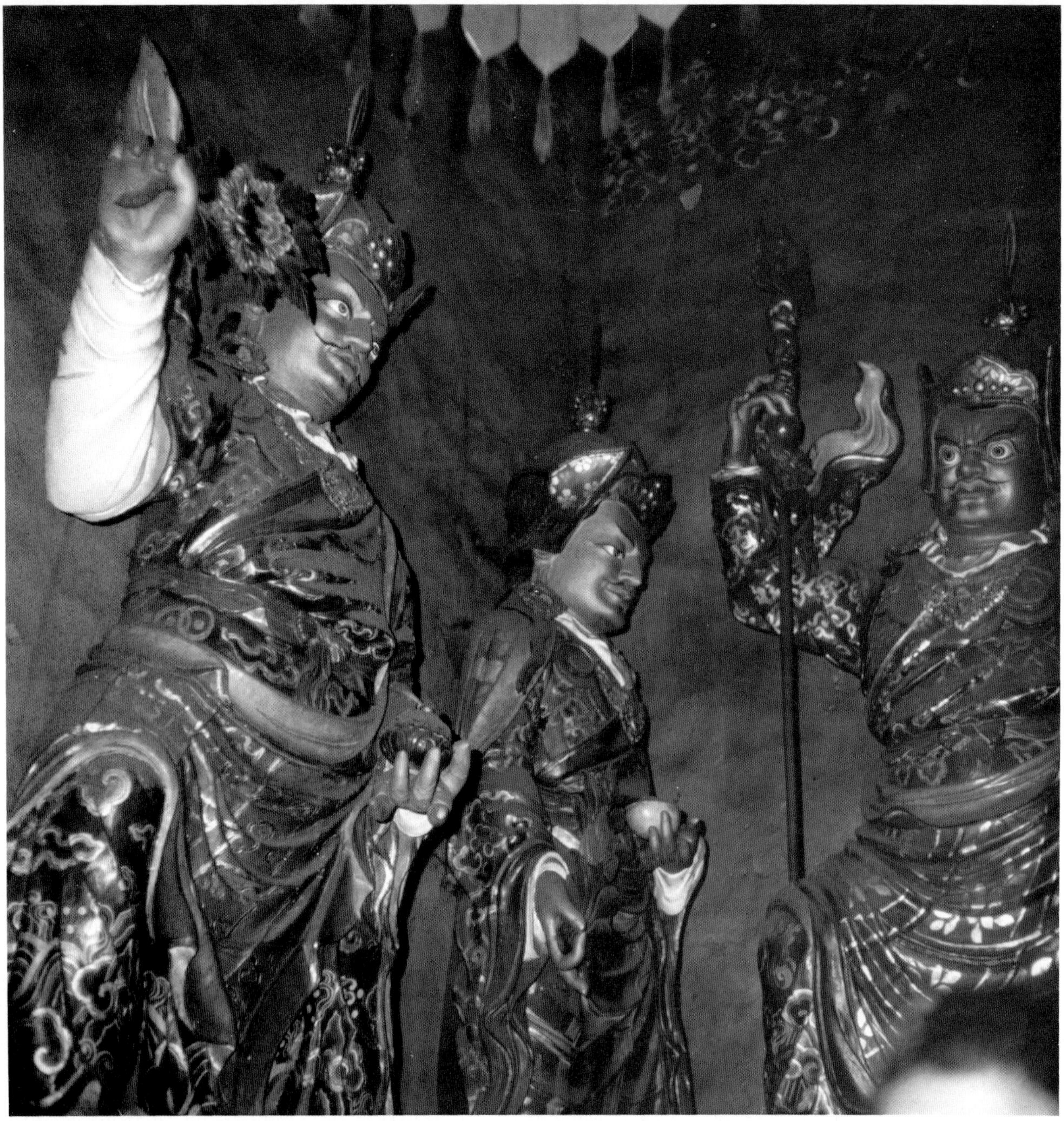

36 Der für die tibetische Tradition berühmteste Tantriker Indiens war der Guru Padmasambhava, unter dessen Leitung im 8. Jahrhundert bSam-yas, das älteste große Kloster von Tibet erbaut wurde. Das Bild zeigt drei überlebensgroße Statuen von acht magischen Erscheinungsformen des großen Guru, in denen er zur Bannung von Dämonen gelebt haben soll. Aus dem Tempel des Klosters sKu-rjes in Bumthang (Ostbhutan).

Die praktischen Grundlagen für die Anwendung der Tantras sind auch hier sehr ähnlich wie im Hinduismus, sodaß wir auf einige Punkte nicht mehr weiter einzugehen brauchen. Wahrscheinlich kann der buddhistische Tantrismus noch mehr systematisierte psychologische Techniken aufweisen, die aus den großen Schulen des Hinayâna und Mahâyâna zur Verfügung standen. Außerdem hatten die Tantriker an den reichen Erfahrungen des indischen Yoga teil, der in den Schulen der buddhistischen Siddhas entwickelt wurde. Aus der Überlieferung wurden für Tibet das Sahajayâna und das Kâlacakrayâna von grundlegender Bedeutung in der Weiterentwicklung des tibetischen Tantrismus. Die wichtigsten Hilfsmittel des buddhistischen Tantrismus für das Fortschreiten auf dem geistigen Wege sind die Mantrarezitationen (der Weg der Vollendung durch Mantra, mantrayâna), die Sâdhanâ und die großen Initiationsrituale für die Lehren vom symbolischen Diagramm der Gottheiten, die wir Maṇḍalas nennen. Diese Einweihungen in die geheimen Maṇḍalas verlangen außerdem die Anwendung von symbolischen Handgesten (mudrâ): yogische Techniken der Visualisation und Konzentration, die Symbolik von der Einheit der männlichen und weiblichen Gegensätze, die sich bildlich in der tantrischen Union ikonographischer Gottheiten ausdrückt, und Mantra sowie rituelle Handlungen zur Verehrung der einzelnen Gottheiten. Von den indischen Siddhas wurden der Kuṇḍalinî-Yoga und eine an die Übertragung der geheimen Lehren gebundene Initiationsritualistik überliefert. Neben der Verehrung weiblicher Gottheiten finden wir als eine charakteristische Erscheinung des Vajrayâna die Rituale für die dämonischen Schutzgottheiten der buddhistischen Lehre, Dharmapâla genannt. Die bedeutendste Entwicklung auf diesem Gebiete waren die Maṇḍalas der friedvollen und schreckensvollen Gottheiten des Tibetischen Totenbuches, die als eine tibetische Schöpfung des Tantrismus zu betrachten sind. Etwa seit dem vierten Jahrhundert schuf der buddhistische Tantrismus ein faszinierendes Pantheon von Gottheiten, die nach den Wertkategorien religiöser, ethischer, psychologischer und kosmologischer Zugehörigkeit in einem hierarchisch geordneten Universum von göttlichen Plänen des Kosmos, in den sogenannten Maṇḍalas erscheinen konnten.

Die *Rituale* für die tantrische Meditation in Tibet sind die umfangreichsten ihrer Art überhaupt. In der Betonung der ausführlichen Rituale liegt unter anderem der Sinn, das innere Geschehen der Konzentration auf die Gottheiten und die der Meditation über ihre Eigenschaften durch kultische Handlungen zu aktivieren, um alle Vorgänge dramatisch zu erleben. Ein tantrisches Ritual ist eine innere und äußere Handlung, die beabsichtigt, spirituelle Vorgänge durch sogenannte Handlungssymbole auszudrücken. Körper und Geist nehmen somit aktiv am Geschehen teil. Zu den Handlungssymbolen gehören die Mudrâ, Maṇḍalas, der Gebrauch von bestimmten Kultgeräten sowie die Opferungen und Weihen. Ein Ritual zur Errichtung der Maṇḍalas enthält zum Beispiel in seiner einfachsten Form der Reinigung des Ortes von negativen Einflüssen und Mächten, die Errichtung einer magischen Schutzzone und des Maṇḍalas sowie die mantrischen Zufluchtsformeln an die Linie der Gurus, Buddhas und Gottheiten. Dann folgen Bekenntnis und Reinigung der Seele, die Ansammlung geistiger Tugenden und die Vereinigung mit der Gottheit und ihrem Wesen durch vollkommene Identifikation. Sodann kommen die Weihen der Opferungen und die Einladung an die Buddhas und Gottheiten, die Opfergaben anzunehmen. Schließlich folgen Hymnen und Danksagungen an die Heiligen, und zum Ende wird das ganze Ritual zum Segen aller lebenden Wesen geweiht.

Die Literatur des buddhistischen Tantrismus hat eine mindestens ebenso große Fülle an Schriften erbracht wie die des Hinduismus. Unter den berühmten Tantras als den Geheimlehren der Gottheiten finden wir die Schriften über Guhyasamâja, Hevajra, Śrî-Cakrasaṃvara und das Târâ-Tantra an die gütige Göttin und Erlöserin Târâ, die auch von den Hindu-Śaktas Bengalens verehrt wurde. Unter den Sammlungen der tantrischen Anrufungstexte zur Verwirklichung der ikonographischen Bilder von buddhistischen Gottheiten ist die Sâdhanâmâla (der Rosenkranz der Sâdhanâ) die bedeutendste.

Nach diesen und vielen ähnlichen altindischen Texten wurden später auch in Tibet die Tempel in großartiger Weise mit den Fresken von hunderten von Gottheiten der Maṇḍalas ausgestaltet.

Auf diese Art wurde die Kunst Tibets zu dem bedeutendsten Erben einer systematischen tantrischen Kunst.

Zu den wichtigsten Stätten des buddhistischen Tantrismus in Indien gehörten Kâmarupa (Assam), Pûrṇâgiri (Gebiet von Almora), Jâlandhara, Uḍḍiyâna (Svat-Tal) im nordwestlichen Indien und Kaschmir. Es sind in etwa auch die Gebiete (einschließlich Bihar), wo die 84 großen Yogis (mahâsiddhas) des tantrischen Vajrayâna gelebt und gelehrt haben, die als die eigentlichen Gründer und Lehrer des Tantrismus anzusehen sind. Padmasambhava – der erste Begründer des späteren tibetischen Tantrismus –, Indrabhûti und Lawapa kamen aus Uḍḍiyâna. Der größte Teil der frühen tantrischen Literatur entstand durch das Wirken der 84 Yogis, die etwa zwischen dem 7. bis zum 11. Jahrhundert lebten. Die buddhistischen Tantras werden seither in vier große Klassen aufgeteilt: Kriyâtantra (Riten der Zeremonien), Caryâtantra (Riten der religiösen Übungen), Yogatantra (Riten der Vereinigung durch Yoga) und

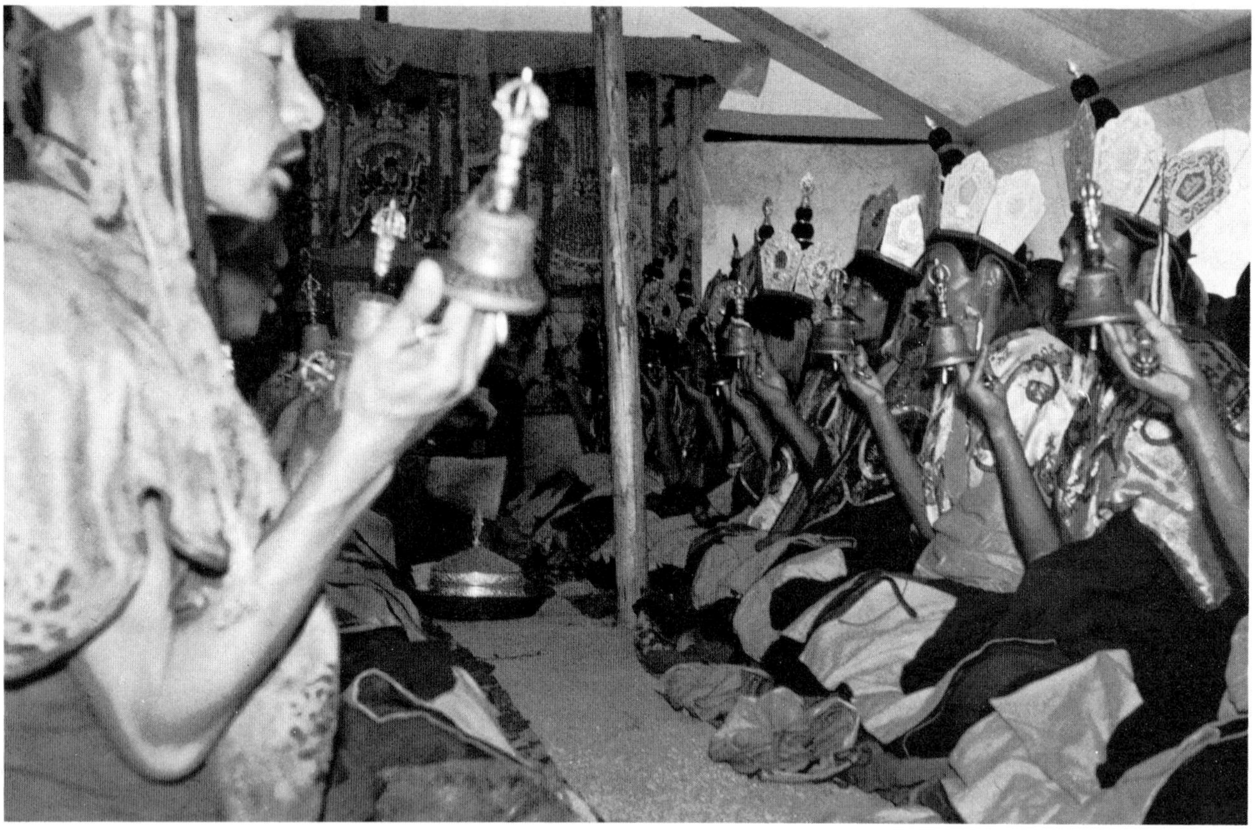

37 Dieser Blick in ein tibetisches Zelt als provisorischer Tempel zeigt uns die Lamas während der Meditationen über ein geheimes tantrisches Ritual des Vajrayâna. Vorne in der Mitte steht das große Reismaṇḍala als Opfer an die Götter, die Lamas tragen die Gewänder und die Kronen der Gottheiten und verwenden in bestimmten Mudrâ die beiden Kultgeräte Vajra und Ghaṇṭâ.

Anuttarayogatantra (Riten der höchsten Einheit). Die ersten beiden Gruppen sind vorbereitende Tantras ohne den Aspekt der Vereinigung mit der Prajñâ oder der weiblichen Entsprechung der Buddhas. Die letzten beiden Klassen lehren die tantrische Einheit von meist esoterischen Gottheiten mit der Gegensatzvereinigung durch die Prajñâ oder Ḍâkinî.

1. Die geistigen Grundlagen der buddhistischen Tantras

Wie uns schon die Bezeichnung Vajrayâna (Diamantenfahrzeug) bekundet, ist die klare Selbstnatur des Buddha, die unveränderlich und rein wie ein Diamant ist, zum namensgebenden Gleichnis für das Lehrsystem des esoterischen Buddhismus geworden. Seit Nâgârjuna – er lebte etwa in der Zeit von 80 vor bis 120 nach Christus – hatte sich der Begriff des höchsten und absoluten Zustandes der Befreiung, Nirvâṇa genannt, mehr und mehr zur Bezeichnung der großen „Leerheit" (śûnyatâ) hin verschoben. Die allesdurchdringende und allen vergänglichen Dingen innewohnende Leerheit als ein Name für jenen inneren Zustand, der durch keine Begriffe und Attribute mehr benannt werden kann, entsprach der Diamantessenz der Weisheit, die in den Mittelpunkt der Selbstverwirklichung rückte. Die Erfahrung der Leerheit als Zustand der Befreiung war hier positiv zu verstehen. Vor allem versteht der buddhistische Tantrismus unter Leerheit (śûnyatâ) auch das angewandte Denken und Verwirklichen der Erkenntnis, daß die empirische Welt nur den Charakter einer vergänglichen Erscheinung hat und eigentlich immer nur Augenblickswert besitzt, der irrtümlicherweise für real gehalten wird. Da nichts Beständiges zu finden ist, muß diese Welt als Nicht-Ich, als leer und wahnhaft erkannt werden, insofern sie nicht permanent zum Glück des Selbst beitragen kann. Der Erleuchtungsgeist (bodhicitta) sieht die Menschen in Unwissenheit über diese Tatsache verstrickt und entwickelt Mitleid (karuṇâ), um allen Wesen den Weg zum Erkennen und Wissen zu ebnen.

Als das Mittel zur Erlösung diente der Erleuchtungsgeist oder Erleuchtungsgedanke (bodhicitta), mit dem das diamantklare Wissen oder die Diamantnatur (vajrasattva) verwirklicht werden sollte. Anders ausgedrückt sollen der Weg oder die M i t t e l der Übungen (upâya) und die erstrebte höchste W e i s h e i t (prajñâ) in einer dynamischen untrennbaren E i n h e i t verschmolzen werden (prajñopâya). Die daraus entstehende Einheit bietet als die dritte Erfahrung eine durch Gnosis gefundene Erleuchtung und Weisheit im Erlebnis der großen Glückseligkeit (mahâsukha), die sich durch diesen Vorgang einstellt. Wir sehen hier bereits die im wesentlichen idealistische Haltung des Vajrayâna, die sich nun mit der Einführung des tantrischen Denkens wieder die klassischen Erfahrungen vor allem des Kuṇḍalinî-Yoga zu Nutzen macht, nämlich den bewußten Zusammenschluß zweier entgegengesetzter Prinzipien zu einer dritten und höheren Erfahrung. Die dritte Stufe der Gegensatzverschmelzung, das gnostische Einheitserleben jenseits der Dualität ist die „große Glückseligkeit" (mahâsukha), die hier in diesem irdischen Körper und in diesem Leben erfahren und verwirklicht werden soll. Die Wahrnehmung eines spirituellen Hochgefühls in der Meditation als Ziel des tantrischen Yoga entspricht der Seligkeit des Bewußtseins (ânanda) aus dem Einheitserlebnis von Śiva und Śakti in den hinduistischen Tantras.

Der beginnende Tantrismus hatte als Grundlagen die große Anzahl der Evokationsformeln (mantra) aus den Mahâyâna-Schriften. Die Keimsilben (bîja) galten als kleinste Einheiten und „Samen" zur Meditation über die Gottheiten. Nunmehr kommen die fünf Buddhas (tathâgatas), der Urbuddha (âdibuddha) und ein großes Pantheon von Gottheiten hinzu, die als symbolische Formen und Teilaspekte von Tugenden, Weisheiten, Kräften und Elementen zu verstehen sind, die einen geistigen Kosmos bilden. Die Lehren des *Mantrayâna*, nach dem die Rezitation, Meditation und die Rituale mit *Mantra* und Dhâraṇî zur Erleuchtung und Erlangung der Buddhaschaft führen, können schon als eine Vorstufe für den buddhistischen Tantrismus bezeichnet werden. Die alten Texte zur höchsten „vollkommenen Weisheit" (prajñâpâramitâ), die als Essenz des Mahâyâna zu verstehen sind, bilden auch den Anfang für die Entwicklung der tantrischen Richtung des Vajrayâna. Die in den Schriften verkörperte Weisheit (prajñâ) als höchste Erkenntnisform erschien nun deifiziert als die Göttin der „vollkommenen Weisheit" mit dem Namen Prajñâpâramitâ. Sie steht oder sitzt auf einem Lotusthron und hält in der rechten Hand einen roten Lotus und in der linken das Buch der vollkommenen Weisheit. So ist sie die weibliche Energie als

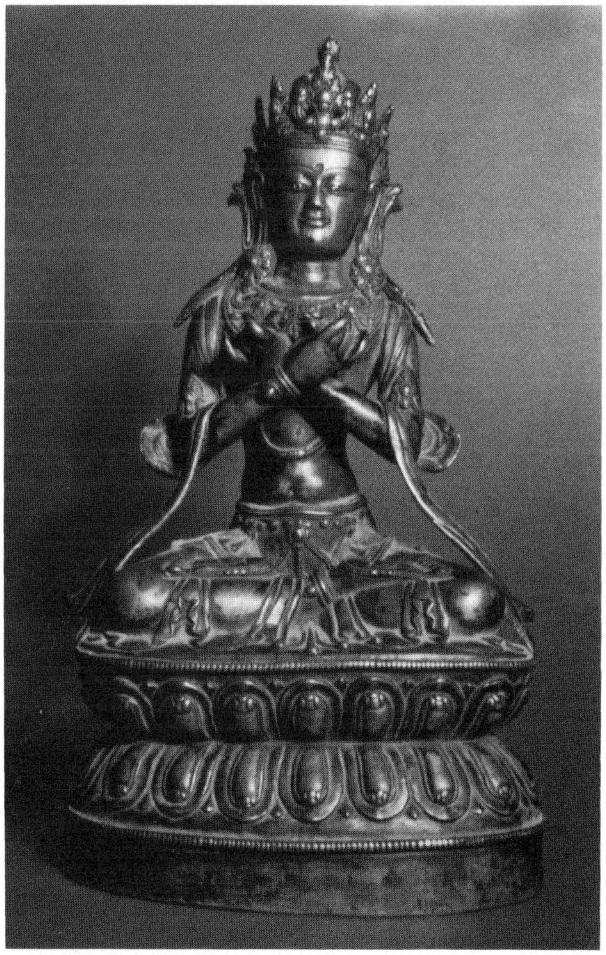

38 Der Âdibuddha Vajradhara, mystischer Urbuddha und Offenbarer des tantrischen Geheimwissens. Bronze. Tibet, 17. Jahrhundert.

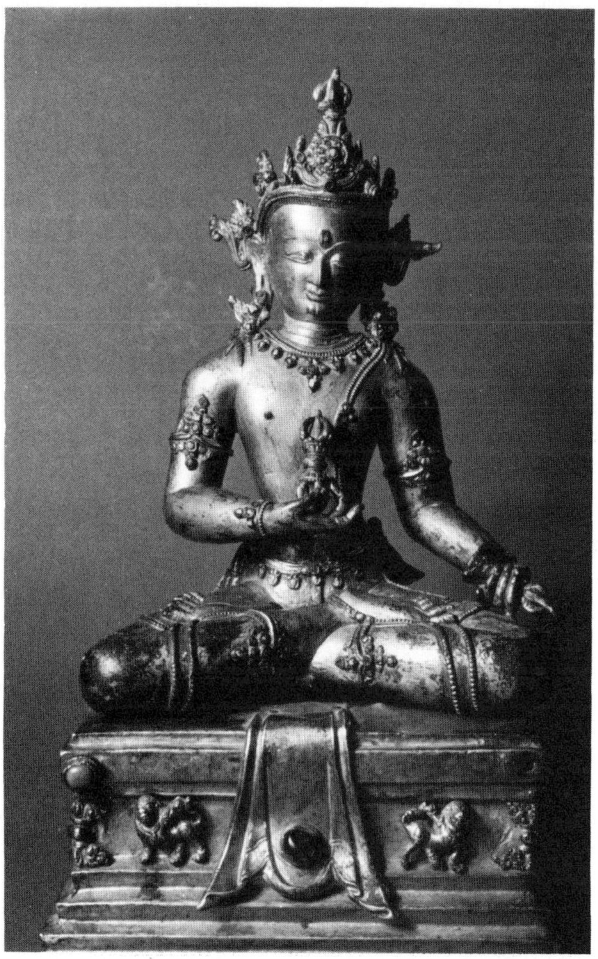

39 Vergoldete Bronze des weißen Buddha Vajrasattva (Diamantenwesen); er ist der mystische Buddha vieler tantrischer Rituale und gilt als Eröffner aller visionären Maṇḍalas mit deren Gottheiten. Nepal, etwa 16. Jahrhundert.

große „Mutter aller Buddhas" (sarvatathâgata mâtâ). Zu den bekanntesten Formen der beginnenden tantrischen Lehre gehört auch der Bodhisattva Avalokiteśvara, das Idealbild des Mahâyâna, der durch das sechsfache Mantra Oṃ ma ṇi pad me hûṃ verehrt wird.
Sein ikonographisches Bild zeigt ihn mit vier Armen und zuweilen erscheint er auch in tantrischer Einheit mit Maṇipadmâ, seiner weiblichen Entsprechung als Symbol der Weisheit. Sie wird auch „die sechssilbige Göttin" genannt (tibetisch: Yi-ge drug-ma), was sich wieder auf das berühmte Mantra bezieht. Der Bodhisattva (Erleuchtungswesen) Avalokiteśvara, Symbol des umfassenden Mitleids, ist bereits eine jener tantrischen Gottheiten, denen wir vor allem in der tibetischen Kunst begegnen. Er kann elf Köpfe und acht Arme oder gar tausend Arme haben. In der Vielzahl der Glieder solcher komplexen Gestalten verbirgt sich die zusammengesetzte und gesammelte Bedeutungsfülle einzelner Eigenschaften der Gottheiten. Gerade diese komplexen Gottheiten, die zum Teil als besondere Initiationsgottheiten (tibetisch: Yi-dam) im Mittelpunkt der tantrischen Sâdhanâ und der großen Rituale des Vajrayâna stehen, gehören zu den auffallenden Merkmalen der tantrischen Kunst des Buddhismus in Indien und vor allem in Tibet, wo die damit verbundenen esoterischen Lehren bis heute überliefert wurden.

40 Der vierarmige Bodhisattva Avalokiteśvara, Symbol des großen Mitleids, in tantrischer Einheit mit seiner Prajñâ; vergoldete Bronze aus Tibet, etwa 17. Jahrhundert.

Eine andere Bronze zeigt uns den Meditationsbuddha (tathâgata) Vairocana mit vier Köpfen (drei sind hier sichtbar), die symbolisch die Gegenwart der vier Buddhas des Maṇḍala repräsentieren, welche aus Vairocana erscheinen. Er ist eine der wichtigsten ikonographischen Grundgestalten des tantrischen Buddhismus von Indien und Tibet; Nepal, etwa 16. Jahrhundert.

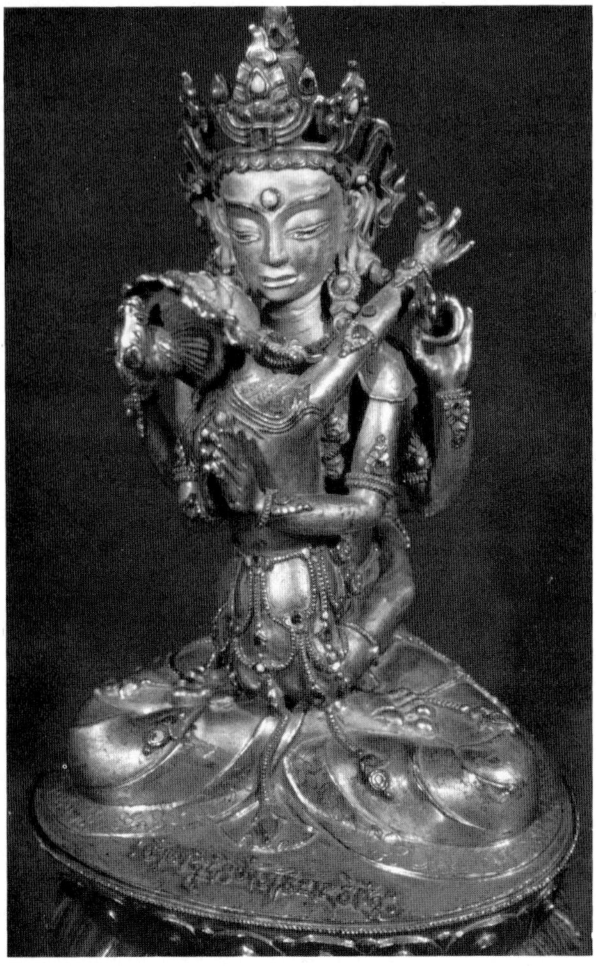

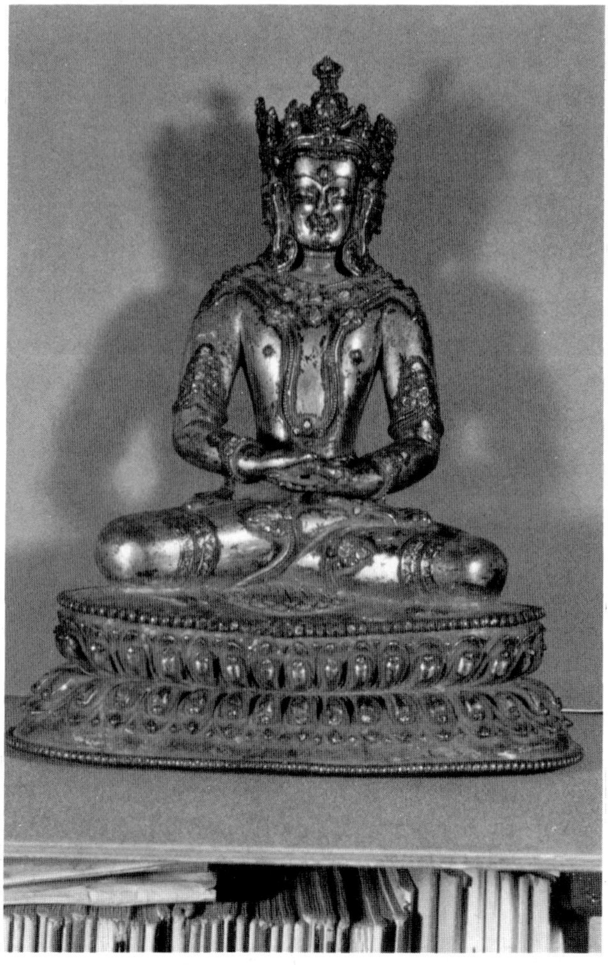

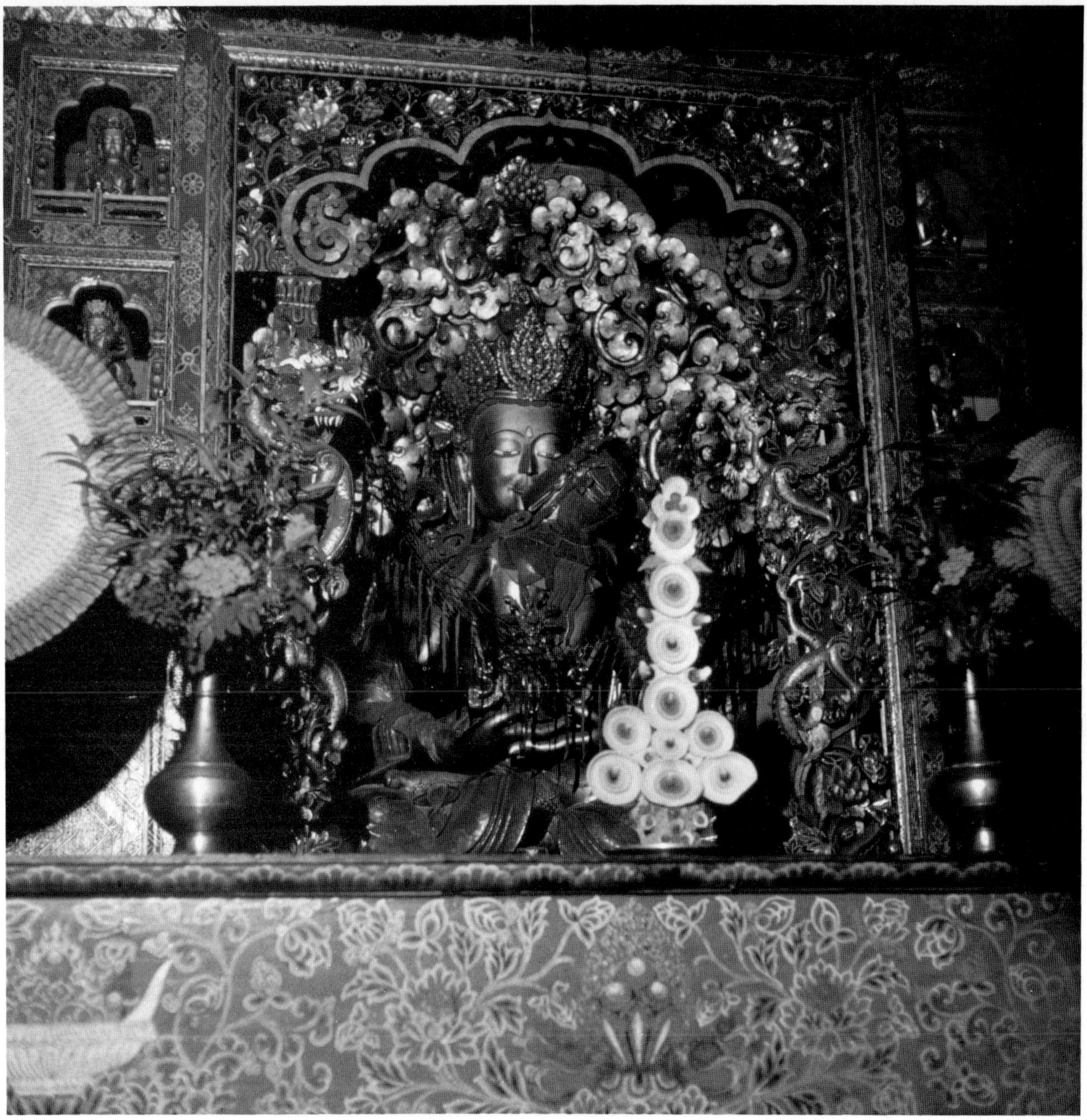

41 Große tantrische Kultfigur des Buddha Amitâbha in Vereinigung mit der weiblichen Entsprechung Pâṇḍarâ. Amitâbha ist der Buddha des grenzenlosen Lichtglanzes und befindet sich als Symbol des Feuerelements im Westen des Maṇḍala. Aus einem Tempel in Ostbhutan.

42 Die komplexe Gestalt der mystischen Initiationsgottheit Guhyasamâja steht im Mittelpunkt des ihr gewidmeten Maṇḍala. Guhyasamâja hat drei Köpfe und sechs Arme, desgleichen seine weibliche Partnerin. In den Händen befinden sich verschiedene Symbole. Nepal, etwa 17. Jahrhundert.

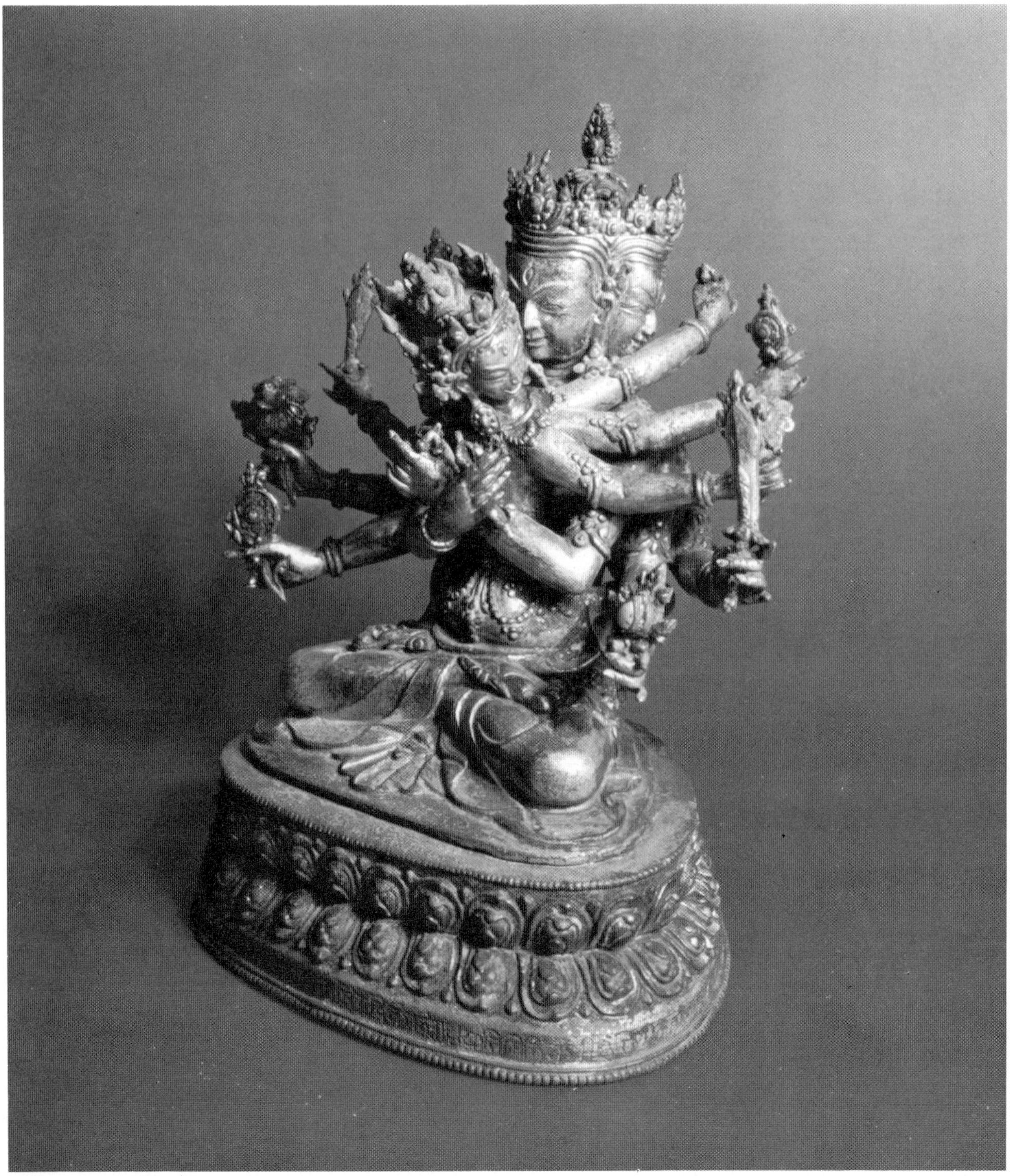

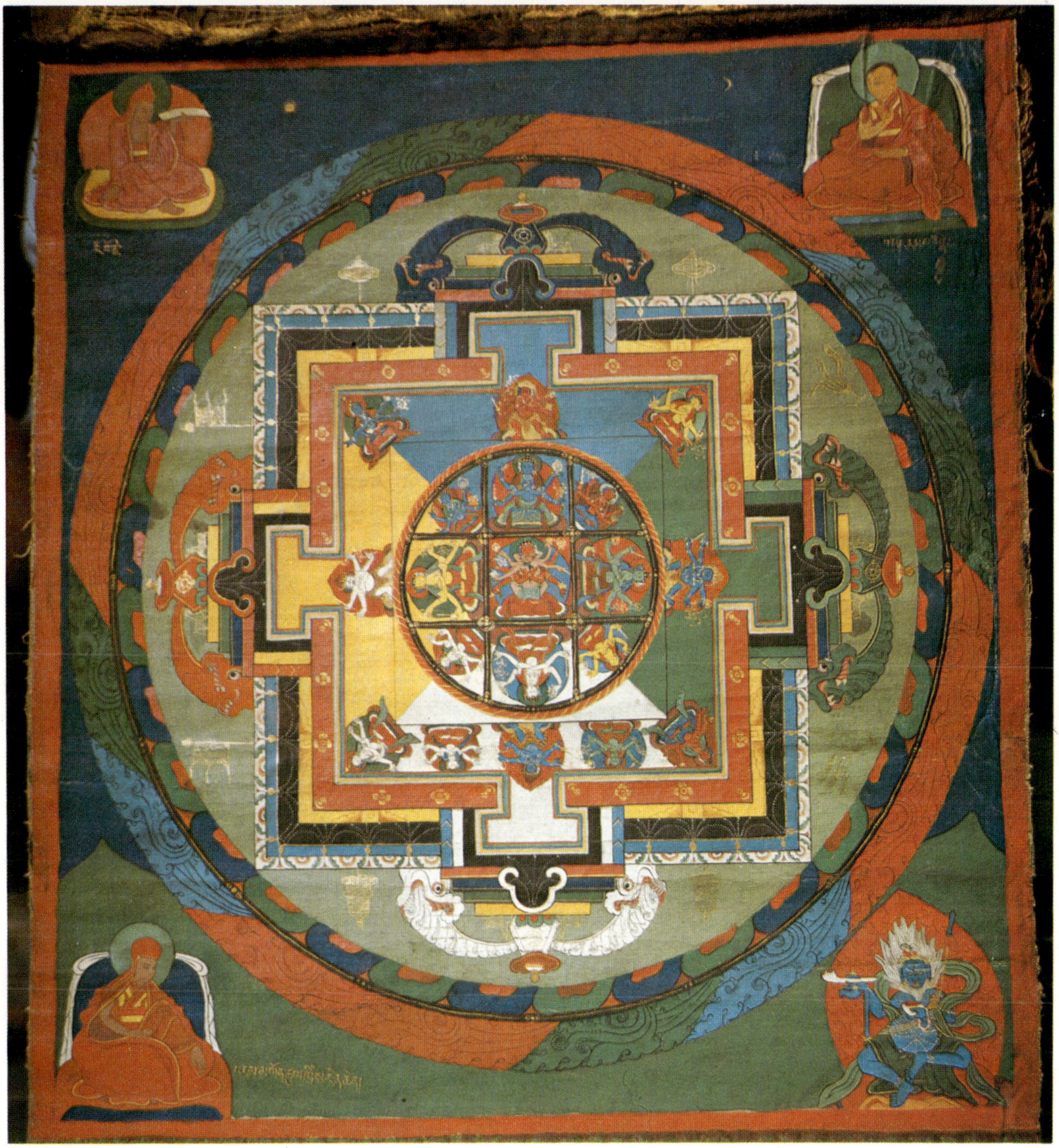

43 Buddhistisches Maṇḍala nach den Lehren des Guhyasamâja-Tantra. Die harmonische und streng geordnete Aufteilung des Maṇḍala zeigt die Emanationen des Yi-dam Guhyasamâja, die kosmologische Aufteilung und die Anordnung der symbolischen Farben der Elemente. Tibet, etwa 18. Jahrhundert.

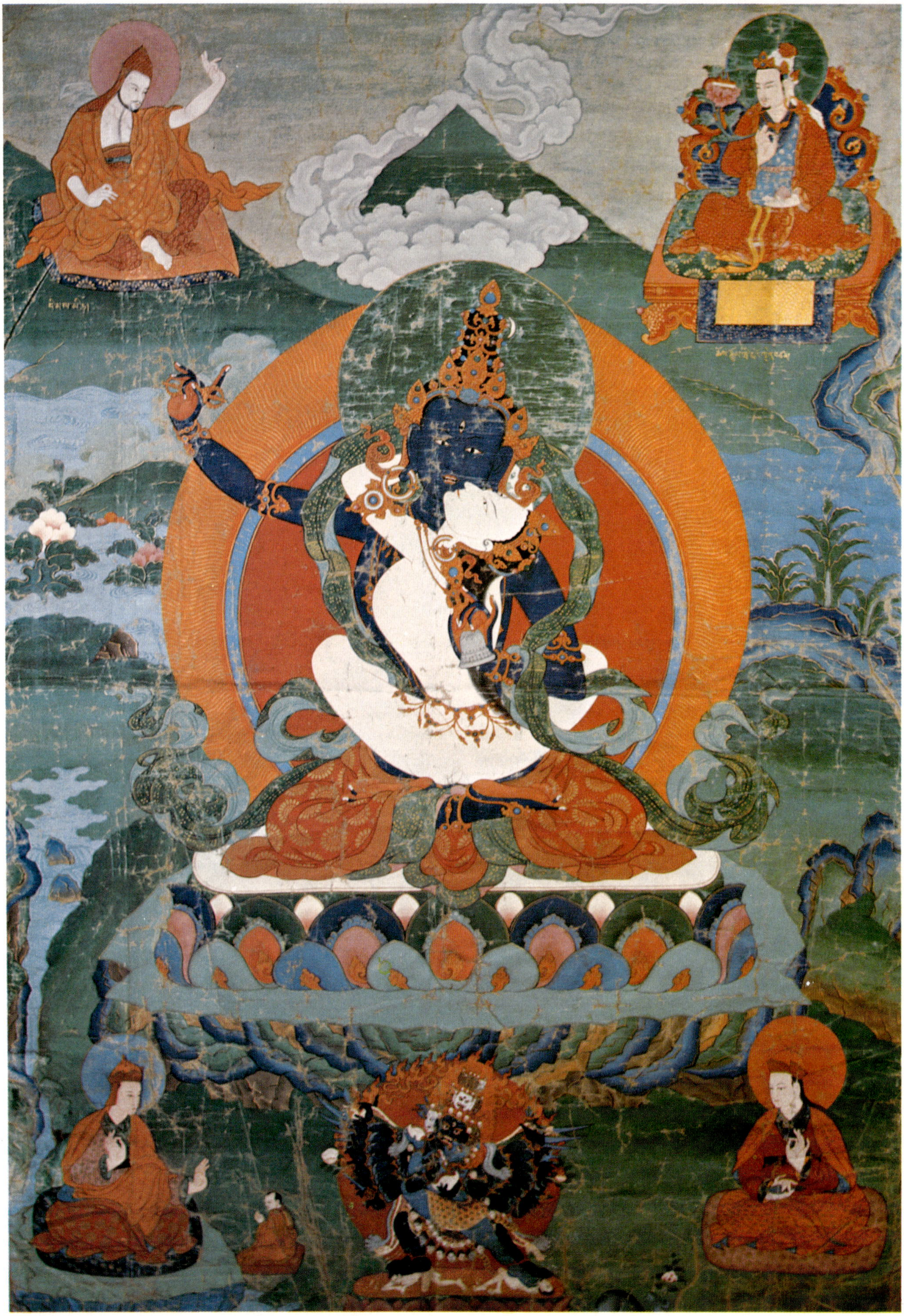

Kommen wir zurück auf die geistigen Grundideen, wie sie erstmals durch das Guhyasamâja-Tantra (etwa 3. Jahrhundert) eingeführt wurden. Die bedeutendsten Neuerungen sind die Prajñâ oder Vidyâ (das Wissen) als die weibliche *Entsprechung* der Buddhas sowie die fünf Meditationsbuddhas (tathâgata), die im Maṇḍala zusammen mit den weiblichen Entsprechungen in mystischer Umarmung erscheinen. Mit diesem Tantra wurden erstmals Einweihungen in das Wesen der weiblichen Göttin, der Partnerin aller Buddhas, gegeben, in denen der Schüler die Bedeutung der Prajñâ als der vollendeten Weisheit der Buddhas erkennen soll. Er wird gelehrt, daß vollkommene Buddhaschaft nur durch die weibliche Entsprechung als der Verkörperung des Wissens (vidyâ) erlangt werden kann. Dieses gilt für die profane Welt genau so wie für die geistig religiöse Erfahrung. Auch wenn die Erscheinungen der Welt in Wirklichkeit nicht dualistisch sind, so erfahren wir sie äußerlich doch immer nur in ihrem dualistischen Aspekt. Auch die Erlösung, das Nirvâṇa, so sagt das Hevajra-Tantra, ist nicht in einer transzendenten Welt, sondern nur hier, inmitten der Leidenswelt (saṃsâra), zu finden. Nirvâṇa (Befreiung) und Saṃsâra (Weltendasein) sind an sich ohne einen Unterschied. Wenn es zwischen diesen doch einen gibt, so nur in der noch nicht wissenden Geistesverfassung des Menschen selbst. Daher werden Bindung und Leiden auf der einen Seite und Nirvâṇa auf der anderen Seite als Zustände des Geistes oder Bewußtseins bezeichnet. Bindungen an die äußere Daseinswelt kommen aus dem verdunkelten und wahnhaften Denken, das erfüllt ist von falschen Voraussetzungen aus Unwissenheit. Die Erleuchtung, Befreiung oder das Nirvâṇa sind Folgen von der Erkenntnis und dem Wissen, das in der Welt bis zur Vollendung gesammelt wird.

Die *fünf Meditationsbuddhas* und ihre Symbolik bilden die Grundlage zum Verständnis des ganzen sich darauf aufbauenden Pantheons der buddhistischen Gottheiten. Diese Buddhas wurden im Guhyasamâja-Tantra unter den charakteristischen Vorzeichen eingeführt, die als geistige Stützen oder Hilfsmittel des tantrischen Yoga von grundlegender Bedeutung sind. Die fünf Buddhas gelten als erste Emanationen aus einem Âdibuddha, einem höchsten und immer zeitlos gegenwärtigen Buddhaprinzip, das unter dem Namen Vajrasattva (Diamantwesen) oder auch Vajradhara (Diamanthalter) bekannt geworden ist. Die fünf Buddhas (tathâgatas) unterscheiden sich ikonographisch durch symbolische Körperfarben, Handgesten (mudrâ), Handsymbole oder Attribute, außerdem durch die ihnen zugeordneten kosmischen Richtungen und ihre Beziehungen zum menschlichen Körper, die Weisheiten, Keimsilben und Elemente, die zusammen das ganze Universum aufbauen. Außerdem gehört natürlich zu jedem der tantrischen Buddhas eine weibliche Partnerin, die Vidyâ oder Prajñâ genannt wird. Diese fünf Buddhas werden in der tantrischen Einheit (yuganaddha) mit ihren weiblichen Partnerinnen dargestellt und befinden sich in einer kreisförmigen Anordnung nach einem Schema, das Maṇḍala genannt wird. Dieses Schema mit seiner vorgeschriebenen Ausrichtung innerhalb eines Quadrates und der Aufteilung in die fünf kosmischen Punkte dient seither als Grundlage für alle anderen Meditationskreise oder Maṇḍalas, die als ritualmagische Ebenen für die Gottheiten des buddhistischen Pantheons errichtet werden.

2. Das Maṇḍala als tantrisches Symbol der großen Einheit

Wir haben bereits die hinduistischen Yantras kennengelernt, die eine ähnliche Funktion wie das Maṇḍala zu erfüllen haben, nur daß sie gewöhnlich keiner kosmologischen oder gesamtheitlich zu integrierenden Anordnung unterliegen, wie es für die buddhistischen Maṇḍalas verbindlich ist.
Das Wort „Maṇḍala" heißt so viel wie „magischer Kreis", jedoch geht die innere Wertigkeit viel weiter und bezeichnet eigentlich die „Erscheinungssphäre der Gottheiten" oder die den „Gottheiten geweihte Ebene" für ihr Erscheinen, das durch entsprechende Riten vorbereitet wird. Die geweihte Ebene der Götter wird durch eine große Lotusblüte innerhalb eines Flammenkreises vorgestellt, in deren Mitte sich ein Quadrat mit vier Toren befindet. Diese weisen schon auf den universellen Charakter eines jeden Maṇḍala hin, das als ein Mittelpunkt des ganzen Universums zu verstehen ist. So sind die Maṇḍalas symbolische Repräsentationen einer kosmischen Ordnung, der inneren physischen Ordnung des Menschen als dem Teilhaber des äußeren Kosmos in seinem

44 Osttibetische Malerei auf Leinwand mit der Darstellung des Guru Padmasambhava in der mystischen Erscheinungsform als Guru mTsho-skyes rdo-rje (= der aus dem See geborene Vajra). Er befindet sich auf einem Lotusthron in tantrischer Einheit (tibetisch: Yab-yum, skr.: yuganaddha) mit einer weißen Ḍâkinî als Prajñâ. Die symbolische blaue Farbe des Guru ist identisch mit dem reinen Bewußtseinsprinzip des Âdibuddha (tibetisch: dPal u-rgyan rdo-rje-'chang chen-po), und die weiße Farbe der weiblichen Entsprechung ist Symbolfarbe für die Weisheit der Leerheit (tibetisch: Shes-rab stong-pa-nyid). Als Kultgeräte hält der Guru den Vajra und die Ghaṇṭâ (Glocke) in den Händen. Oben links befindet sich der indische Gelehrte Vimalamitra und rechts der tibetische König Khri-srong lde-btsan. Tibet, 18. Jahrhundert.

elementaren Aufbau und der psychischen Ordnung des Menschen, da sie die wichtigsten Stadien des Yoga und die Zentren der spirituellen Selbstverwirklichung kennzeichnen. Wer mit sich eins wird, hat die Mitte seines Selbst gefunden. Wer diese seine Mitte nun in der Konzentration auf das Maṇḍala verwirklicht, nimmt Anteil am eigenen psychischen Geschehen und fühlt sich zugleich eins mit der kosmischen Welt. Dann wird die Wirbelsäule der kosmische Weltenberg Sumeru als Achse des Geschehens, denn hier befinden sich die Lotuszentren (cakra) oder Maṇḍalas, in denen die Gottheiten und deren Kräfte sich manifestieren.

Durch seine alle Aspekte der spirituellen Welt umfassende Bedeutungsfülle wurde das buddhistische Maṇḍala zu einem unentbehrlichen Bestandteil der tantrischen Weltanschauung und Kontemplationspraxis, der Kosmologie, sowie zu einem Modell der Relationen zwischen Mensch, Welt und Gottheit. Es zeigt uns in seiner strengen und immer gleichartigen Aufteilung ein allgemein verbindliches Symbol der Integration von Gegensätzen, die hier zu einer untrennbaren Einheit zusammengeschlossen werden. In den Maṇḍalas zeigen die Symbole die letzthin untrennbare Gemeinsamkeit von gegensätzlichen Elementen, die unlösbare Einheit von männlicher und weiblicher Gottheit, und die Vereinigung aller spirituellen Kräfte zu einem Idealbild der inneren und äußeren Ganzheit des Menschen. Wesentlich ist es zu wissen, daß keine der in den Maṇḍalas gezeigten Bilder und Symbole gegeneinander ausgetauscht werden können, da sonst der ganze Sinn des Mandala widersprüchlich wird oder verloren geht.

Kreis und Quadrat im geometrischen Aufbau des Maṇḍala sind die beiden vereinigenden Symbole. Die vier Richtungen entsprechen den Himmelsrichtungen, und im Zentrum befindet sich als fünfter Punkt der dritten Dimension die Lotusblüte mit der zentralen Gottheit. Diese ist ein Symbol für den Erleuchtungsgeist und das höchste Ziel der Befreiung. Im grundlegenden Schema des Maṇḍala der fünf Meditationsbuddhas finden wir in jeder der fünf Richtungen (vier Kardinalpunkte und Mitte) einen Buddha als Vertreter eines der fünf Elemente Äther, Wasser, Erde, Feuer und Luft, die den äußeren Kosmos bilden. Die gleiche Fünfergruppe steht aber auch für den Mikrokosmos, den inneren physischen und psychischen Menschen. Dieser innere Aufbau setzt sich zusammen aus den fünf Gruppen der menschlichen Persönlichkeit (skandha), die nach den buddhistischen Lehren aus folgenden Eigenschaften besteht: Körper (rupa), Empfindung (vedanâ), Wahrnehmung (samjñâ), Strebung und Wollen (saṃskâras) und Bewußtsein (vijñâna). Damit stehen die fünf Buddhas in einer psychologischen Beziehung zum Menschen und seiner Ich-Persönlichkeit, die es zu läutern und zu vollenden gilt. Durch Identifikation mit diesen Buddhas stellt sich der buddhistische Tantriker als Subjekt in den Mittelpunkt der Maṇḍalas und verwirklicht die darin vorgezeichneten Lehren, um die spirituelle Einheit seines Bewußtseins zu erlangen, die zur Erleuchtung und Befreiung führen soll. Dieser Vorgang der Identifikation (ahaṁkâra) mit den Buddhas ist eine besondere Erscheinung in den tantrischen Übungen und besteht darin, daß der Schüler (sâdhaka) sich ganz und gar mit dem Bild der Gottheit, dessen Eigenschaften und Kräften identifiziert, so wie sie in allen Einzelheiten in den Sâdhanâ beschrieben werden. Dadurch wird ein völliges Aufgeben des individuellen Selbst in dem Bild der Gottheit bewirkt, die nun realisiert und in das Bewußtsein hineingenommen wird. Im Vajrayâna wurde die Technik der Ahaṁkâra-Meditation, die aus den Quellen des Yoga überliefert ist, vollendet und in die Rituale aufgenommen.

Das Maṇḍala des Guhyasamâja-Tantra ist mit seinen differenzierten tantrischen Lehrinhalten eine esoterische Doktrin des Vajrayâna, die wie alle Maṇḍalas durch geheime Initiationen auf *drei Ebenen* zu *vermitteln* waren, denn zur Wandlung gehören die drei Bereiche von *Körper, Rede* und *Geist* (Denken). Diesen drei Handlungsbereichen, in denen der Mensch die Taten seines Karma vollendet, sind besondere Riten der magischen Reinigung durch Mantra und Weihen zugeordnet, die zum Ritual der Einweihung gehören. Jeder der drei Stufen menschlichen Wirkens (Denken, Reden und Aktivität) entsprechen besondere Maṇḍalas, da sich auch alle Buddhas und Gottheiten auf diesen drei Ebenen manifestieren können.

Es sind die *drei Körper* (trikâya), in denen die Buddhas erscheinen können: im Dharmakâya als der Form des absoluten Weltgesetzes, im Körper der himmlischen oder auch visionären Teilnahme (sambhogakâya) und manifestiert im irdischen Körper der Inkarnation (nirmâṇakâya). Da die Gottheiten also drei Aspekte ihres Daseins haben, werden meistens auch die Maṇḍalas diesen Ebenen entsprechend angepaßt. So finden wir in der tantrischen Kunst von Tibet das gleiche Maṇḍala in drei verschiedenen Darstellungsformen, entweder mit den Buddhas als ikonographischen Bildern (kâyamaṇḍala), mit deren mantrischen Keimsilben auf den Lotusblättern (vacmaṇḍala) oder mit den Symbolen der Buddhas (cittamaṇḍala). Körper, Rede und Geist manifestieren sich also unter verschiedenen Aspekten der Symbolik.

Die Tantras des Vajrayâna jedoch fassen diese Dreiheit von Körper, Rede und Geist, jene Gesamtheit oder Allgegenwart der drei Ebenen des Seins noch einmal in einem *vierten Körper* zusammen, der diese umfassende Integration symbolisieren soll; es ist der Sahajakâya. Dieser

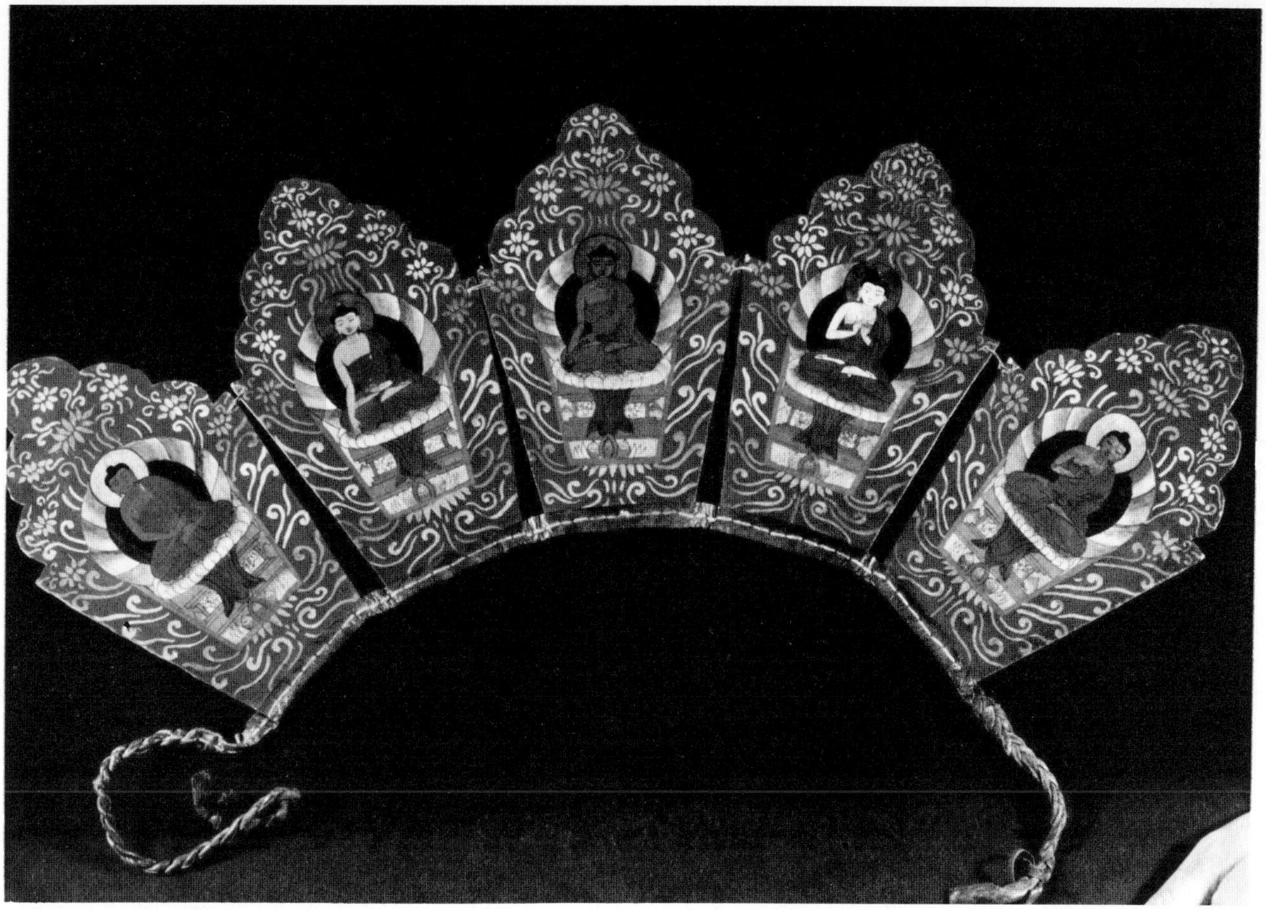

45 Bei den Initiationsriten in das Geheimwissen buddhistischer Tantras wird von den Lamas zu bestimmten Anlässen die fünfblättrige Buddhakrone getragen, auf der die fünf Buddhas des Tathâgatamaṇḍala zu sehen sind.

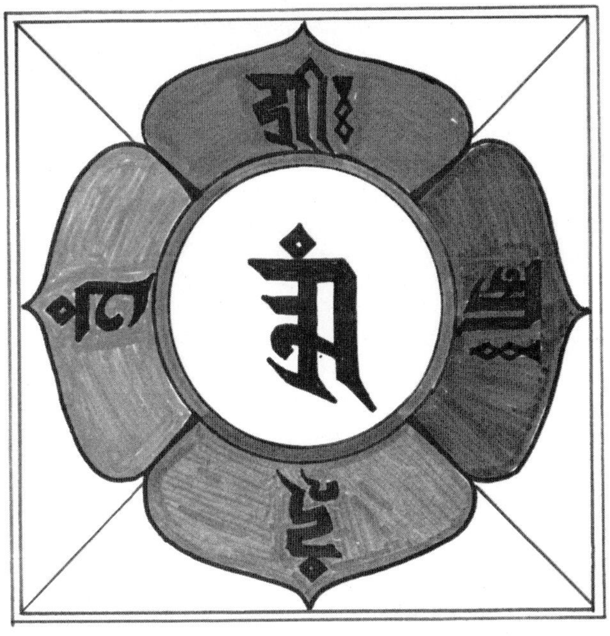

46 Das Maṇḍala der fünf Buddhas auf der Ebene des Wortes zeigt die fünf mantrischen Keimsilben (bîja) der Buddhas im Zentrum und auf den vier Lotusblättern.

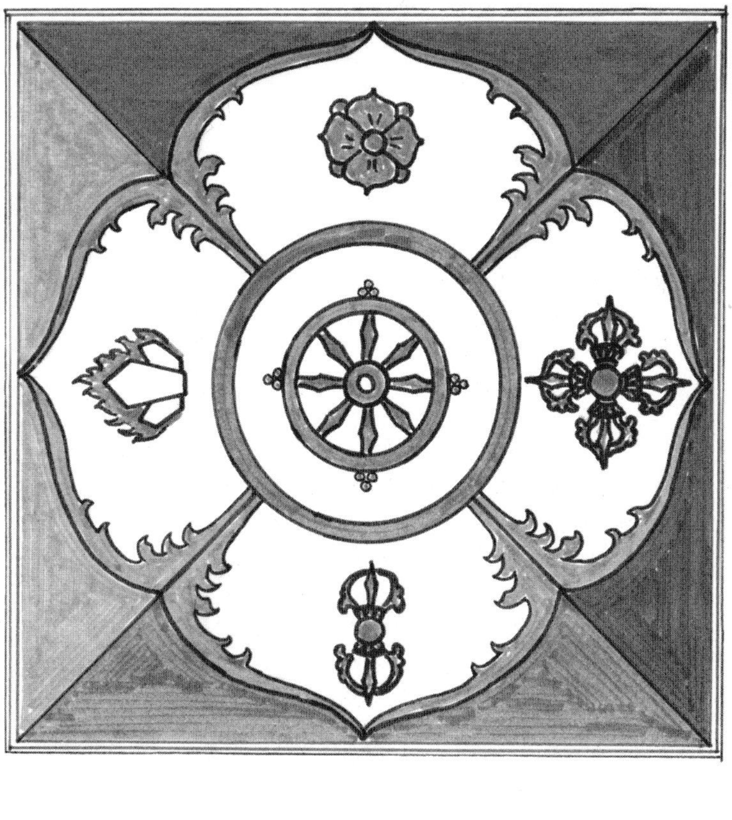

47 Das gleiche Maṇḍala auf der Ebene des Geistes (Bewußtseins) zeigt nur die Symbole der fünf Tathâgatas.

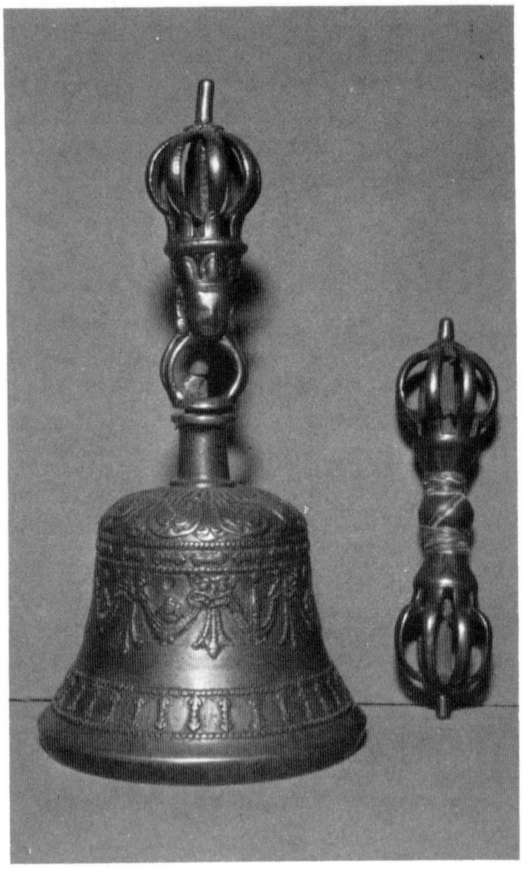
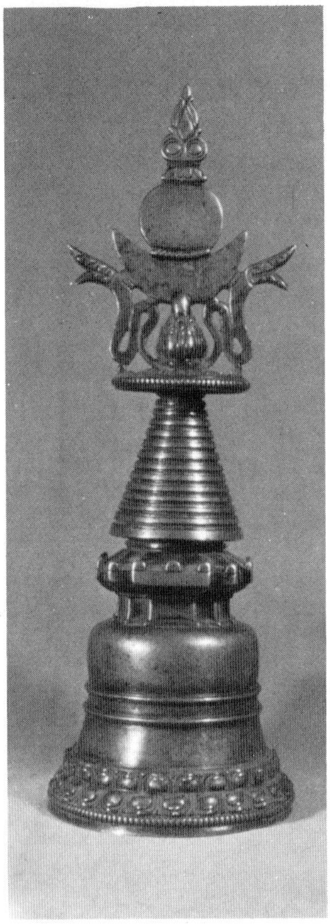
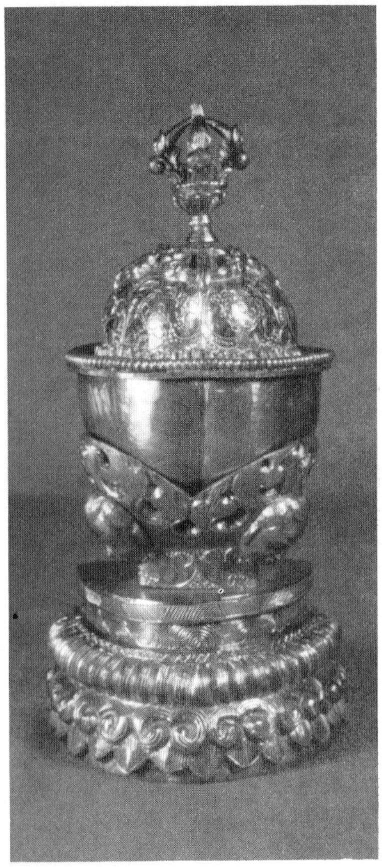

Begriff läßt sich mit westlichen Worten nur schlecht wiedergeben, er bezeichnet so viel wie den „gleichzeitig geborenen" oder „zusammen entstandenen" Vollendungskörper. Er ist ein Körper der *Spontaneität* und *Totalität,* der in anderer Hinsicht auch beschrieben worden ist als der „Körper der großen Glückseligkeit" (mahâsukhakâya). Dieser war das Ergebnis der Vollkommenheit, die durch Meditation und tantrischen Yoga erlangt werden kann. Der Inhalt der Lehren von der Erfahrung der „großen Glückseligkeit" (mahâsukha) als Ziel des Kuṇḍalinî-Yoga geht auf die indischen Mahâsiddhas zurück, die wir als die eigentlichen Gründer des tantrischen Buddhismus schon erwähnt hatten.

3. **Die Lehren der Siddhas im Vajrayâna**

Die buddhistischen Siddhas übten sich im Yoga, um höhere psychische und *übernatürliche Fähigkeiten* (siddhi) zu erlangen. Darüber hinaus lehrten sie aber auch ein neues Verständnis von Welt und Mensch, von Dasein und Erlösung. Die Schriften dieses Inhaltes gehören zu den Höhepunkten der tantrischen Lebensweisheit und Weltanschauung. Zu den übernatürlichen Kräften gehörten die Erzeugung eines zweiten magischen Erscheinungskörpers aus sich selbst, das Unsichtbarwerden, das mühelose Durchdringen von Wänden und Felsen, das Gehen auf den Wassern, Flußläufe bergaufwärts fließen zu lassen, das Fliegen durch die Lüfte oder die magische Verwandlung von Stoffen in andere Erscheinungsformen. Eine berühmte Gruppe von Siddhas mit solchen Fähigkeiten gab es auch in Tibet, wo sie im neunten Jahrhundert als die 25 Yogis von Chimphu gelebt haben.

In der tantrischen Praxis lehren die buddhistischen Siddhas den Kuṇḍalinî-Yoga in ganz ähnlicher Weise wie in den hinduistischen Schulen. Die drei zentralen Nervenadern der psychischen Energie tragen nur andere Namen: avadhûtî (mittlere Bahn), lalanâ (links) und rasanâ (rechts), und die gnostische Einheitserfahrung wird erlangt durch die Mittel der Verwirklichung (upâya) und das Ziel der Weisheit (prajñâ), die zur großen Glückseligkeit führen sollen. Die drei Nâḍî durchlaufen den Körper nahe der Wirbelsäule und sind von vier Cakra zentriert, die sich in der Nabelgegend, in der Höhe des Herzens und des Halses sowie an der obersten Stelle des Kopfes befinden. Der Weg der Kuṇḍalinî-Energie durch diese vier Cakra führt außerdem, wie die tibetischen Texte des Yoga betonen, zum Erlebnis der vier Glückseligkeiten (caturânanda), die sich in jedem Cakra offenbaren. Diese vier Zentren entsprechen übrigens den vier Körpern, die oben erwähnt wurden. Auch der buddhistische Tantrismus sieht in diesem Aufbau von Nâḍî und Cakra und deren Beziehungen zum menschlichen Körper einen geordneten Mikrokosmos, in dem die Einheit von Sonne und Mond

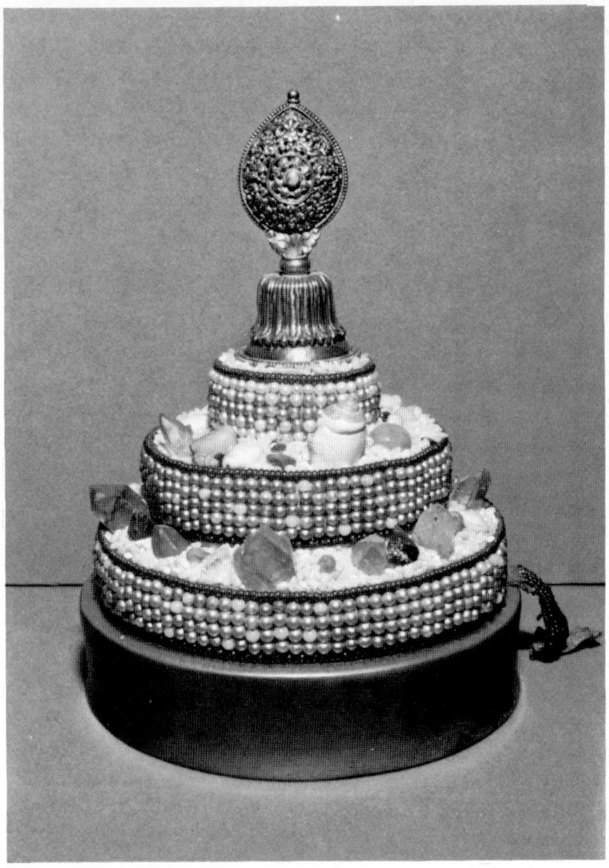

48 Vajra (Diamantzepter) und Ghaṇṭâ (Glocke) sind die wichtigsten kultischen Ritualgegenstände des tantrischen Buddhismus.

49 Der Stûpa ist ein wesentliches Symbol für die Lehre des Buddha und symbolisiert zugleich ein dreidimensionales Maṇḍala der kosmischen Elemente. Über der Spitze befindet sich das Einheitssymbol von Sonne, Mond und ätherischer Flamme. Der Stûpa wird als geweihte Votivgabe für Schreine und für die Riten der Initiation verwendet. Südtibet, etwa 15. Jahrhundert.

50 Unentbehrlich für die tantrischen Weihe- und Initiationsrituale des Lamaismus ist in Tibet die Kapâla als Kultgerät. In ihr wird der Einweihungstrank (amrita) vorbereitet, geweiht und dann zum Trank für die Adepten gereicht.

51 Ein Reismaṇḍala als Opfersymbol der ganzen Welt und ihrer Kostbarkeiten an die Buddhas wird in fast jedem Tantra-Ritual des Vajrayâna-Buddhismus verwendet.

oder Buddha und Ḍâkinî zu verwirklichen ist.
Die Erfahrung der aufsteigenden Kuṇḍalinî-Energie ist mit dem Erleben der „mystischen Wärme" (tibetisch: gTum-mo) oder des „inneren Feuers" verbunden, eine alte Technik des Yoga, die dann in den Überlieferungen der tibetischen Yogis eine große Rolle spielte. Der größte unter den tantrischen Yogis aus Tibet war Milarepa (tibetisch: Mi-la ras-pa), der die Lehre von der „mystischen, inneren Wärme" später auf seine Schüler übertrug.
Wir müssen bei den buddhistischen Tantras auch auf die Bedeutung des Guru oder spirituellen und individuellen Meisters hinweisen. Der Guru als Führer auf den Wegen zur geistigen Wandlung und zur Erweiterung des Bewußtseins war wichtiger noch als die Lehre selbst. Der geistige Führer hatte die rechten Sâdhanâ für seine Schüler je nach deren Eignung zu finden, und er gab auch die Einweihungen in die neu erworbenen Stufen des tantrischen Wissens. Die Einweihungen in tantrische Lehren werden meistens mit einem Ritual durchgeführt, indem das Maṇḍala der entsprechenden Gottheit errichtet wird. Das Ziel der tantrischen Yogis des Vajrayâna war die Erreichung des permanenten Sahaja-Zustandes oder das immerwährende Verweilen in der „großen Glückseligkeit", die jenseits aller Dualität zu erfahren war.
Gemäß dem Geist der Tantras ist für die Yogis des Sahajayâna der Körper als Mikrokosmos eine vollkommene Organisation, der mit dem harmonischen Weltgefüge identisch ist und in dem die Wahrheit untrennbar mit ein-geboren ist. Nur mit und durch diesen „schwer zu erlangenden menschlichen Körper" kann die Wahrheit gefunden und auch verwirklicht werden. Die Selbsterfahrung als eigentliches Ziel steht für den Yogi an erster Stelle. Diese wird möglich durch Erkennen der Denkvorgänge, durch Wissen um deren Bindungen und Freiheiten, durch systematische Läuterung des Bewußtseins von falschem Denken und durch Betrachtung des „reinen Geistes" in seinem „ursprünglichen Zustand". Nicht Kasteiung noch geregeltes Mönchsleben noch ein Moralkodex allein sind etwa der Maßstab für die Erlangung der tantrischen Vollendung, da es für den Wissenden keinen Unterschied mehr gibt zwischen Gut und Böse, Rein und Unrein, sondern allein die Überwindung des Dualismus und die Einheit des Geistes.
Alle Begriffe und Beziehungen sind relativ, die Welt ist ein Gefüge, erfüllt mit Dingen von relativem Wahrheitswert. Dahinter liegt eine absolute Wahrheit, und die ist in der großen Leerheit (mahâśûnyatâ) zu erkennen, die alles durchwirkt. Erdenwandel und Nirvâṇa sind untrennbar eines, da sie nur Zustände des Bewußtseins sind. Erleuchtung und Vollendung der großen Glückseligkeit kennen weder Unterschied noch Polarität. „Die Gestalt der (spontanen) Selbstnatur ist ohne Unbestimmtheiten, gleichbleibend und frei von allen Makeln. An Laster und Tugenden, nichts gibt es da", so

erklärte es Kânha deutlich. Diese Worte aus dem Dohâkoṣa spiegeln die tantrische Grundeinstellung der Siddhas wieder. Wir erwähnten bereits, daß die indischen Siddhas uns klassische Texte zur tantrischen Philosophie und Lebenshaltung hinterlassen haben, die uns auch in verschiedenen tibetischen Übersetzungen überliefert sind. Saraha war einer der größten Tantriker unter den indischen Siddhas. Seine Sprüche geben uns eine so klare Vorstellung von der Geisteswelt des Tantra im Vajrayâna, daß wir einige Verse aus dem Dohâkoṣa hier zitieren wollen.

„Meine Schüler! Begreift, daß der Glauben an den Trank der Unsterblichkeit nichts anderes ist als tiefstes Unwissen; im Lesen von Auslegungen haben die Menschen die Läuterung nicht erkannt." 53

„Meine Schüler! Die Wirklichkeit hat einen wunderbaren Geschmack, man kann sie nicht als die Substanz bezeichnen. Sie ist ohne einen Zweifel das Vorhandensein der Glückseligkeit und das Beste der Dinge. Die Welt entsteht hier und jetzt." 54

„In jedem Hause spricht man von der Reinheit, aber ohne die Gegenwart der großen Glückseligkeit zu kennen. Saraha sagt: Die Welt ist getäuscht durch den (denkenden) Geist; und der Mensch begreift nicht das Nicht-Denken." 80

„Verweile weder im Hause noch gehe hinaus in den Wald; verstehe den Geist hier und dort. Die Erleuchtung befindet sich in allem ohne Unterschied. Wo ist da die Existenz? Wo ist da Nirvâṇa?" 105

„Weder allein im Hause noch allein im Walde findet sich die Erleuchtung. Es ist da, das Mysterium; wisse dies! Begib dich in den reinen Zustand, er allein ist ohne Veränderung." 106

„Täusche dich nicht, weder über das Ich noch über das Nicht-Ich. Alles ist der Buddha ohne Unterschied. Das hier ist der höchste Zustand. Der Geist reinigt sich selbst durch seine eigene Natur." 108

„Ein Samenkorn erbringt zwei Bäume. Aus diesem Grunde tragen sie die gleichen Früchte. Derjenige, der diese als identisch begreift, ist befreit vom Kreis der Existenzen und vom Nirvâṇa (als Begriffsgegensatz)." 112

Tantrische Literatur dieser Art aus dem Vajrayâna wurde zu einem großen Teil von den Siddhas und den Vajrâcâryas verfaßt. Ihr Erscheinen zwischen dem 7. bis 12. Jahrhundert kennzeichnet die große Zeit der indischen tantrischen Kultur, aus der dann so vieles auch nach Tibet übernommen wurde. Nachdem der Buddhismus in Indien besonders durch den Einfall des Islam ziemlich bald in Auflösung geriet, wurde Tibet ein würdiger Erbe einer überaus reichen kulturellen Epoche des indischen Denkens, das zu neuen schöpferischen Formen führte. Der wohl berühmteste Tantriker der tibetischen Frühzeit war sicher der große Guru Padmasambhava, der im achten Jahrhundert von Indien aus einem Rufe des Königs von Tibet folgte, um dort den Vajrayâna-Buddhismus zu lehren.

Mit diesem großen Meister der tantrischen Magie vor allem begann die Ausbreitung des Vajrayâna jenseits des Himalaya. Nicht nur durch Padmasambhava, sondern durch zahlreiche andere indische Gelehrte wurde die gesamte Tradition des buddhistischen Tantrismus fast lückenlos nach Tibet übertragen, wo sie vielfach bereichert und weiterentwickelt wurde. Zu einer Zeit, als der Niedergang der Tantras und überhaupt des Buddhismus in Indien begonnen hatte, entwickelte sich in Tibet eine neue tantrische Kultur, die teilweise auch die Einflüsse zentralasiatischer Glaubensformen integrierte und eine neue Blüte entfaltete.

Die späteren Verluste der großen buddhistischen Bibliotheken durch die islamischen Verwüstungen in Indien waren so einschneidend, daß wir uns ohne Tibet heute nicht annähernd eine solche Vorstellung machen könnten von den Inhalten der buddhistischen Tantras, die noch zur rechten Zeit in die tibetische Sprache übersetzt und so bewahrt wurden. Heute geben uns die vollständig vorhandenen tibetischen Übertragungen die Möglichkeit, die indischen Tantras wieder zu rekonstruieren. Der ganze Umfang dieser buddhistisch-tantrischen Kultur läßt sich zum Beispiel an den vorhandenen Zeugnissen der tibetischen Kunst messen, die im Dienste der Lehren des Vajrayâna den größten Anteil alter indischer Überlieferungen aus den Tantras in lebendigen Farben und Formen geschildert hat.

52 Symbolisches Opfermaṇḍala einer ganzen kosmischen Welt mit Kontinenten und Meeren. Malerei auf Leinwand. Tibet, 18. Jahrhundert.

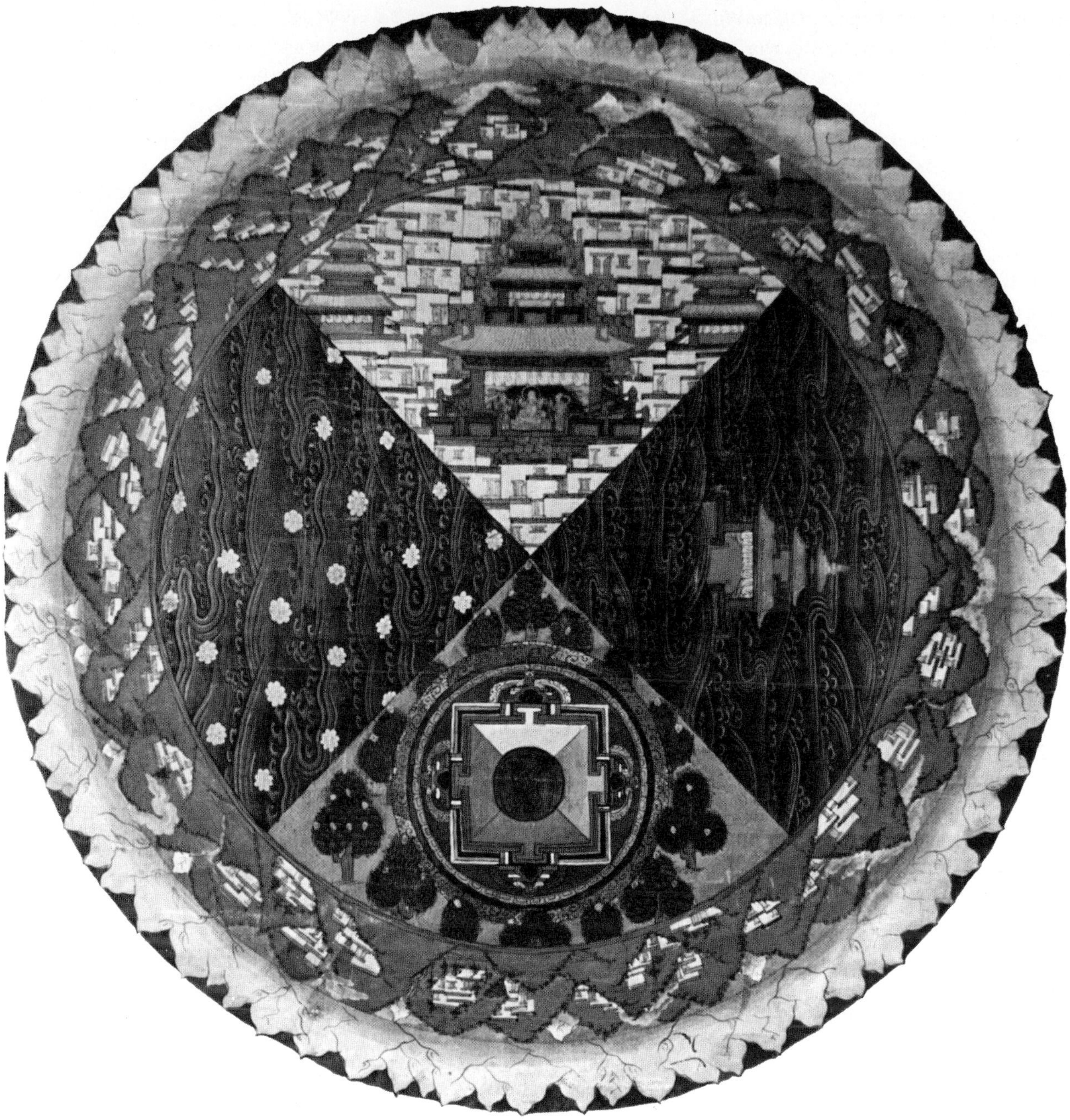

4. Die tantrische Tradition in Tibet

Schon bald nach Padmasambhava begannen auch geschulte tibetische Übersetzer, auf ihren Reisen durch Indien nicht nur die tantrischen Texte zu sammeln, sondern auch direkt bei den Gurus und großen Siddhas zu studieren. Auf diese Weise wurden ganze Lehrsysteme, die verschiedenen Formen des tantrischen Yoga, die Maṇḍalas und viele andere Geheimlehren nach Tibet gebracht. Eine der bedeutenden Linien waren die sechs Lehren des indischen Meisters Nâropa, die besonders Anweisungen zur Praxis verschiedener Yogalehren enthalten. Charakteristisch wurde auch für Tibet die Verehrung der weiblichen Initiationsgottheiten, Ḍâkinî genannt, die in die indischen Tantras eingeführt waren. Diese weiblichen Feengottheiten galten als Übermittler der geheimen Lehren besonders im Sinne der „Überlieferung durch Hören" (tibetisch: sNyan-rgyud) der inneren Stimme der Weisheit. Für die Ḍâkinî Nairatmyâ, Vajrayoginî, Kurukullâ und viele andere wurden eigene Maṇḍalas geschaffen; bemerkenswert ist unter diesen das Hexagramm der fünf Ḍâkinî's im Maṇḍala der Sarvabuddha-Ḍâkinî. Hinzu kam ein vollkommen entwickeltes Pantheon von tantrischen Gottheiten, der magischen Schutzgottheiten, der friedvollen und schreckensvollen Aspekte von Gottheiten, deren meist geheime Lehren in Form von Maṇḍalas mit den zugehörigen Ritualen überliefert wurden. Reichhaltige Fresken aus den alten tibetischen Tempeln vermitteln uns heute eine verwirrende Fülle von tantrischer Ikonographie, von Maṇḍalas und „Versammlungen der Gottheiten" und ihrer Symbole, wie sie in dieser Form nur in Tibet erhalten geblieben sind. Eine sehr charakteristische Tradition des tibetischen Tantrismus ist die Lehre von den göttlichen Visionen des Tibetischen Totenbuches, die uns ein hochentwickeltes System von Gottheiten vor Augen führen, das die ganze Breite tantrischer Symbolik in einem in sich geschlossenen Werk offenbaren kann. Hier finden wir eine gelungene Integration von Maṇḍalas, die kosmologisch, religiös, ethisch und vor allem psychologisch ausgerichtet sind und alle Stufen der tantrischen Individuation, der Selbstverwirklichung und Befreiung enthalten, die zu einem Führer durch die Nachtodwelt konzipiert worden sind.

In seinem gesamten inneren Gefüge ist das Tibetische Totenbuch ein typisches Einweihungsbuch, in dem alle Schritte der fortschreitenden Visionen und der damit verbundenen Erkenntnisse durch eine Initiation in die jeweils nächstfolgende Stufe eingeleitet werden. Zur magischen Herbeirufung der visionären 110 Buddhas, Bodhisattvas und Gottheiten werden während der Rituale, die 49 Tage dauern, umfangreiche symbolische Opfergaben wie Lichter, Blumen und Weihrauch auf dem Schrein gruppiert. Im Verlauf der 49 Tage dauernden Nachtodperiode bis zur nächsten Inkarnation des Verstorbenen durchschreitet dieser alle drei Seinsebenen der Dreikörperlehre (trikâya) als Stufen der Erfahrung. Der Durchgang und die darin vorgezeichnete

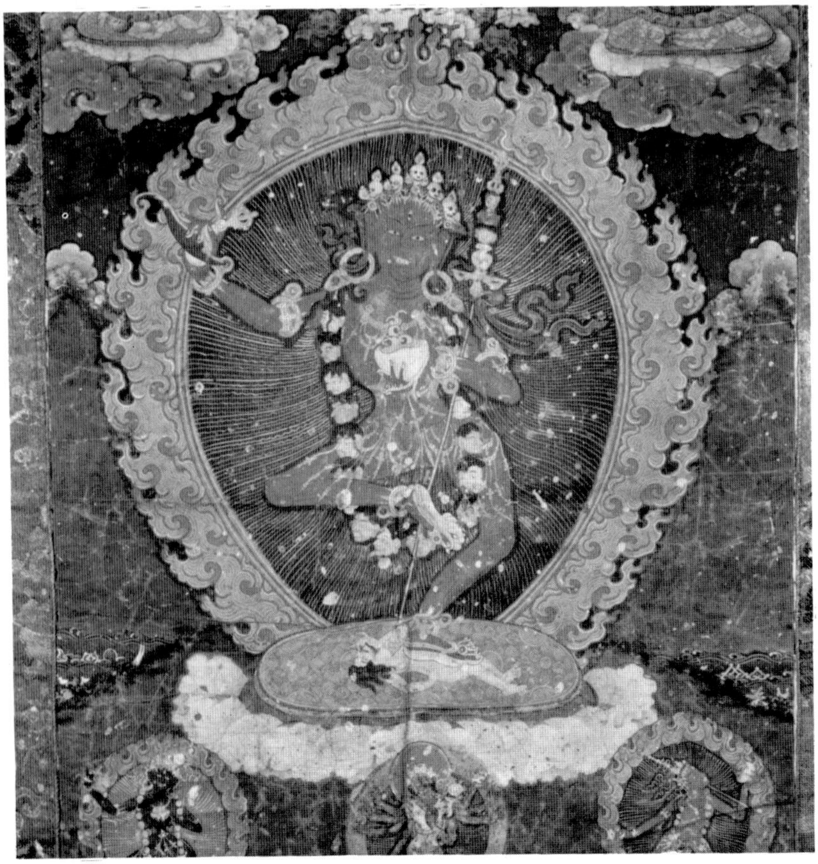

53 Die rote Ḍâkinî Vajravârâhî ist die wichtigste Initiationsgöttin in den tantrischen Geheimlehren des Vajrayâna. Tibet, 18. Jahrhundert.

54 Das Hexagramm der Ḍâkinî als Bronzemaṇḍala, im Zentrum befindet sich ein gekreuztes Vajra (viśvavajra); Nepal, etwa 18. Jahrhundert.

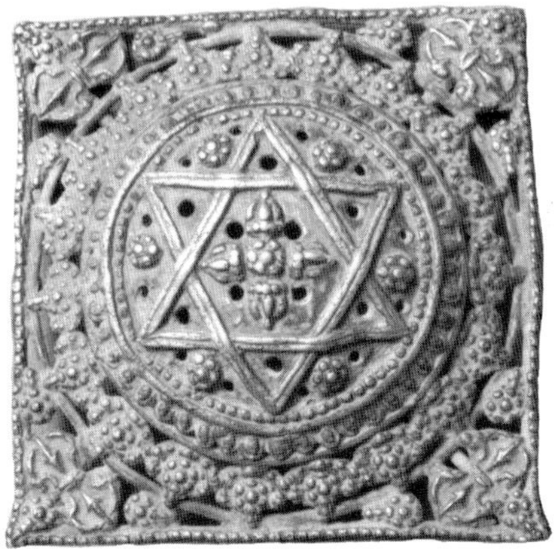

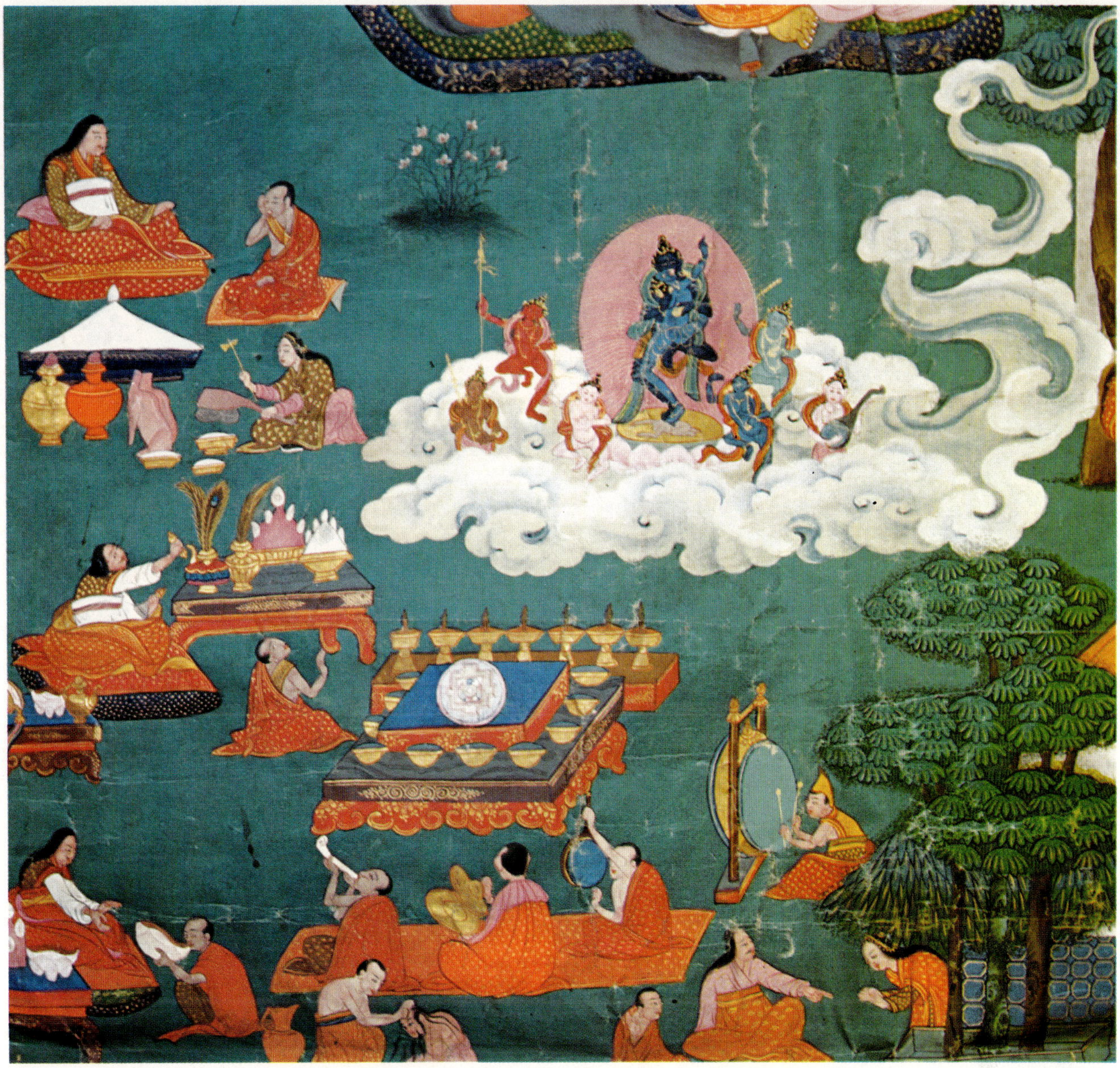

55 Dieses Gemälde aus Tibet zeigt die feierliche Initiation des großen tibetischen Yogi Milarepa durch seinen Guru Marpa. Im Zentrum der zum Ritual versammelten Lamas befindet sich ein von Opferschalen und Lichtern umgebenes Maṇḍala für die Initiationsgottheit Śaṃvara-Heruka, die mit den begleitenden Gottheiten in einer weissen Wolke der Vision erscheint. Unten links in der Ecke nimmt Milarepa die weiße Kapâla mit dem geweihten Trank von seinem Guru, darüber sieht man Marpa im Anrufungsritual für die Gottheiten tätig; vor ihm stehen weitere Kultgeräte. Darüber wird das große Opfer des Reismaṇḍala zubereitet. Zu den Zeremonien werden von vier Lamas (unten) verschiedene Musikinstrumente verwendet. Tibet, etwa 18. Jahrhundert.

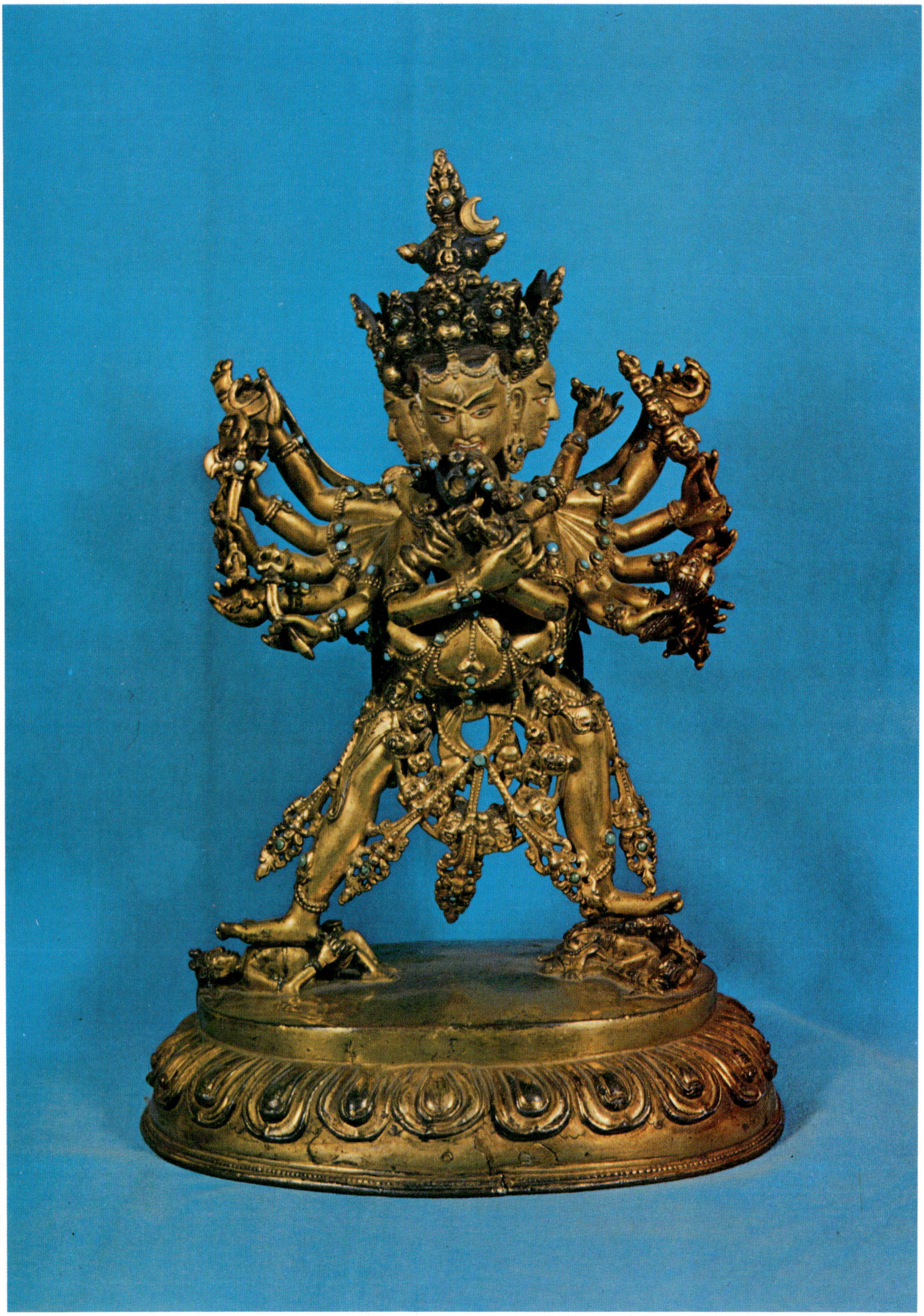

Wandlung durch diese drei Daseinsformen endet mit der Wiedergeburt in dem irdischen Körper (nirmâṇakâya), dem Körper der Vergänglichkeit, wenn nicht die große Vollendung und die endgültige Erlösung mit dem Ende des vorherigen Lebens erlangt worden ist.

Die visionären Erscheinungen, die das Bewußtsein in der Nachtodwelt (tibetisch: Bar-do) erfährt, treten in der für den buddhistischen Tantrismus typischen Gegensatzrelation auf als die friedvollen und die zornvollen Gottheiten. Sie dämmern aus der Sphäre eines Zwielichtes herab und erscheinen in der kosmischen Strahlung, da alle Buddhas ebenso wie die dämonischen Gottheiten entsprechend der universalen Kosmologie der buddhistischen Maṇḍalas als Strahlungen der fünf Elemente zu verstehen sind, aus denen sich die visionäre sowie manifeste Welt der Schöpfung zusammensetzt. So treten die Erscheinungen der Gottheiten des Nachtodzustandes in lichtvollen und strahlenden Maṇḍalas auf, die letzthin nichts anderes sind als das große Gegenspiel der psychischen Erscheinungen der menschlichen Seele, verursacht durch das Karma. Die 42 friedvollen Gottheiten des Bar-do Maṇḍala sind Erscheinungen aus dem Bereich des Herzlotus (Ebene des Gefühls) und die 58 schreckensvollen überwiegend tierköpfigen Gottheiten entsprechen den Erscheinungen des widerstreitenden Intellekts. Ritual, Opferungen, Mantra, Maṇḍalas und Initiationen sowie die stufenweise Realisierung des Inhaltes der visionären Gottheiten sind hier die grundlegenden tantrischen Techniken, um das Bewußtsein des Verstorbenen durch die Nachtodwelt zu leiten. Das Totenbuch wurde in verschiedenen Richtungen weiterentwickelt, geht aber in seinem Kern auf mehrere Überlieferungen der indischen Siddhaschulen zurück und ist heute zum größten Teil als eine tibetische Schöpfung des Tantrismus zu betrachten.

Bei dem Umfang der tantrischen Tradition von Tibet fällt es schwer, hier nur eine kleine Übersicht zu bringen. Sie steht einerseits in ursächlicher Verbindung zur indischen Tradition des Vajrayâna, andererseits sind in Tibet viele Systeme wesentlich weiterentwickelt und mit einheimischen Elementen durchsetzt worden, sodaß auch ganz eigene Formen entstanden. Ein wichtiger Zweig der tantrischen Überlieferung von indischen Mahâsiddhas blieb in Tibet erhalten durch die verschiedenen Schulen der Yogis, besonders der Träger des weißen Baumwollgewandes, die eine bedeutende Literatur zu den „sechs Lehren" (tibetisch: Chos-drug) des indischen Meisters Nâropa verfaßten. Darunter sind die sehr geheimen Überlieferungen der Lehre vom „großen Siegel" (mahâmudrâ), von der Bewußtseinsübertragung (tibetisch: Pho-ba), vom Traumzustand (tibetisch: rMi-lam), vom Nachtodzustand (tibetisch: Bar-do) oder von der „mystischen Wärme" (tibetisch: gTum-mo), die wir bereits im Yoga kennengelernt hatten.

Aufbauend auf der indischen Tradition des Vajrayâna entstand innerhalb der letzten tausend Jahre eine sich mehr und mehr eigenständig entwickelnde tantrische Kultur des Buddhismus in Tibet, die ihre Blütezeit dann erreichte, als durch die geschichtlichen Ereignisse dieser bedeutende Zweig der indischen Tantras im Heimatlande schon untergegangen war. Die tantrische Denkweise griff aber auch auf die alteinheimische magische Bon-Religion Tibets über, die zu einem gewissen Teil stark durch den Buddhismus und durch Tantra beeinflußt wurde.

56 In der komplexen Gestalt der Initiationsgottheit Cakrasaṃvara erkennen wir einen der Höhepunkte der esoterischen tantrischen Kultur des Vajrayâna-Buddhismus. Unter dem Symbol dieser Gottheit in seiner mystischen Einheit mit der Dâkinî Vajravârâhî ist ein ganzes Lehrsystem geheimen Wissens von Indien nach Tibet übertragen worden. Bis heute stand in Tibet das Śrîcakrasaṃvara-Tantra an erster Stelle der tantrischen Tradition, in der viele verschiedene Maṇḍalas der Gottheit bekannt waren und deren Lehren ein umfangreiches Wissen über die Prinzipien des tantrischen Yoga enthalten. Tibet, etwa 17. Jahrhundert.

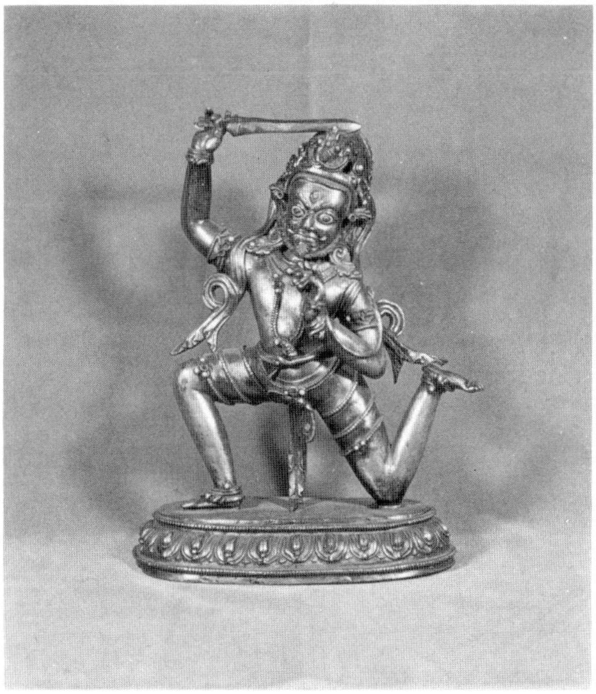

57 Als zornvolle Erscheinungsform des Bodhisattva Mañjuśrî finden wir im tantrischen Pantheon den schwarzen Mañjuśrî (tibetisch: 'Jam-dpal nag-po), der den Machtaspekt des Bodhisattva der Weisheit darstellt. Vergoldete Bronze. Nepal, etwa 16. Jahrhundert.

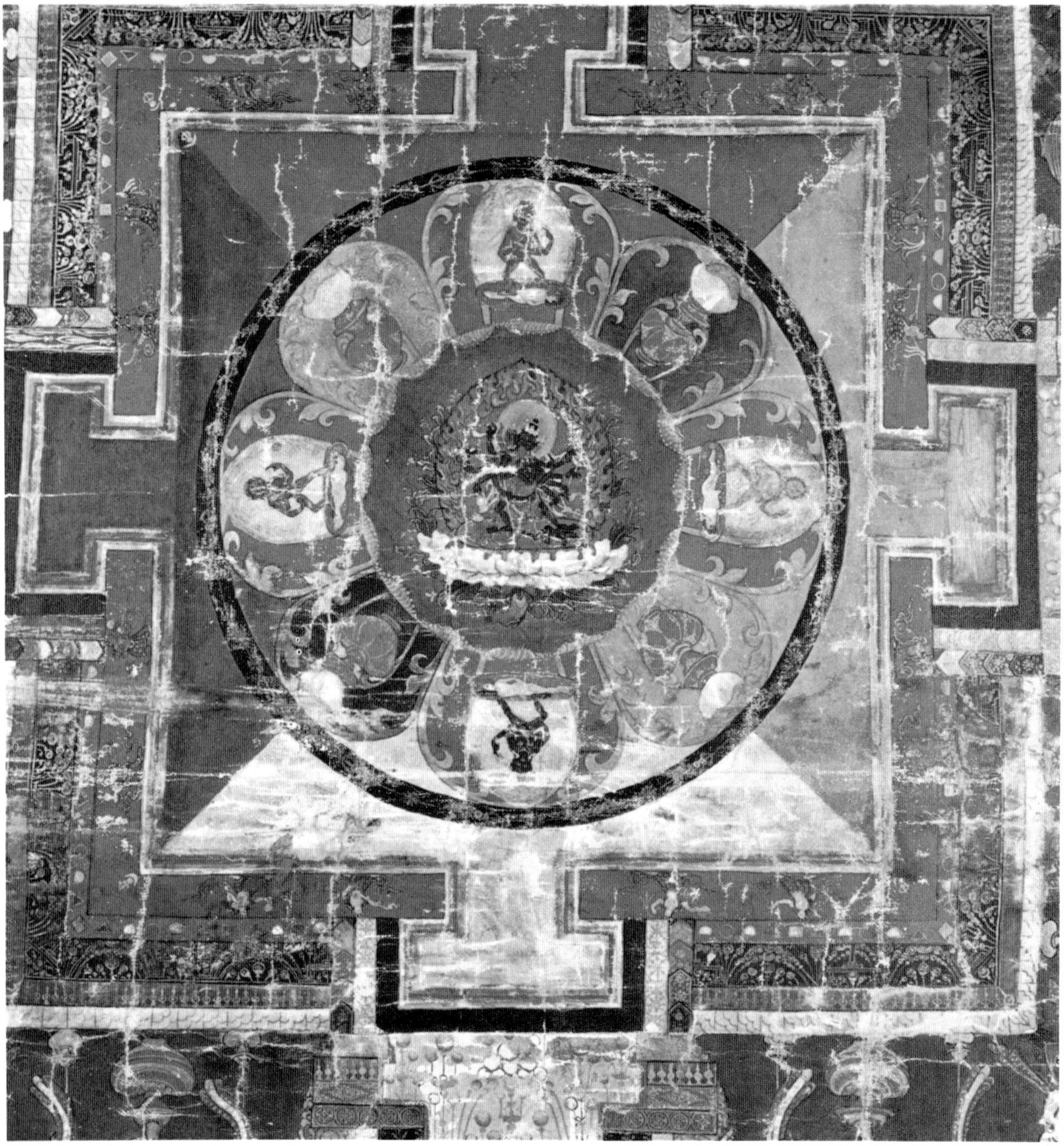

58 In diesem Zentrum eines Maṇḍala der Gottheit Cakrasaṃvara finden wir außer der Hauptfigur vier begleitende Ḍâkinîs nach der Lehrtradition des indischen Siddha Ghaṇṭâpâda. Tibet, etwa 18. Jahrhundert.

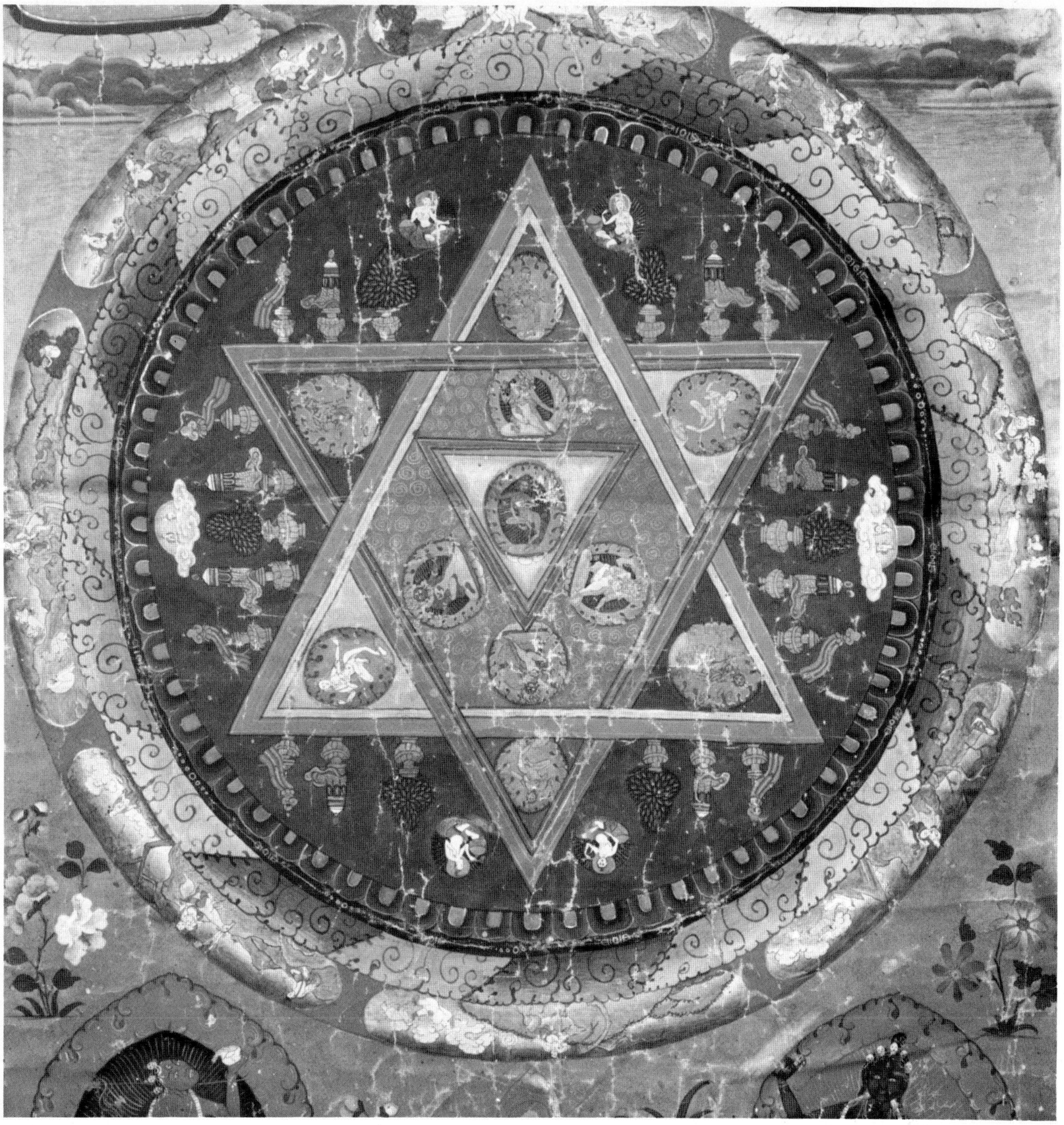

59 Lamaistisches Initiationsmandala in die Lehren der Ḍâkinî Vajrayoginî. Statt eines Quadrates im Zentrum finden wir hier ein sich durchdringendes Hexagramm mit einem zentralen Dreieck für die Ḍâkinî. Tibet, etwa 19. Jahrhundert.

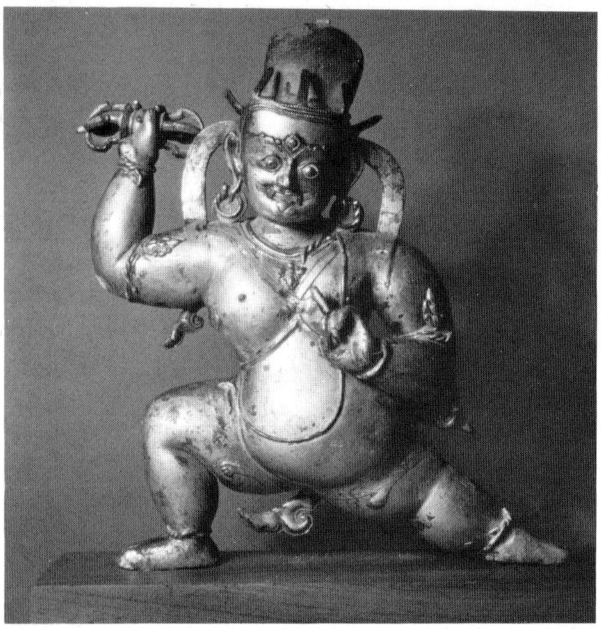

60 Große vergoldete Bronze der Schutzgottheit Vajrapâṇi im zornvollen Aspekt, die als Beschützer der buddhistischen Lehre in Tibet in den tantrischen Ritualen angerufen wird. Westtibet, etwa 15. Jahrhundert.

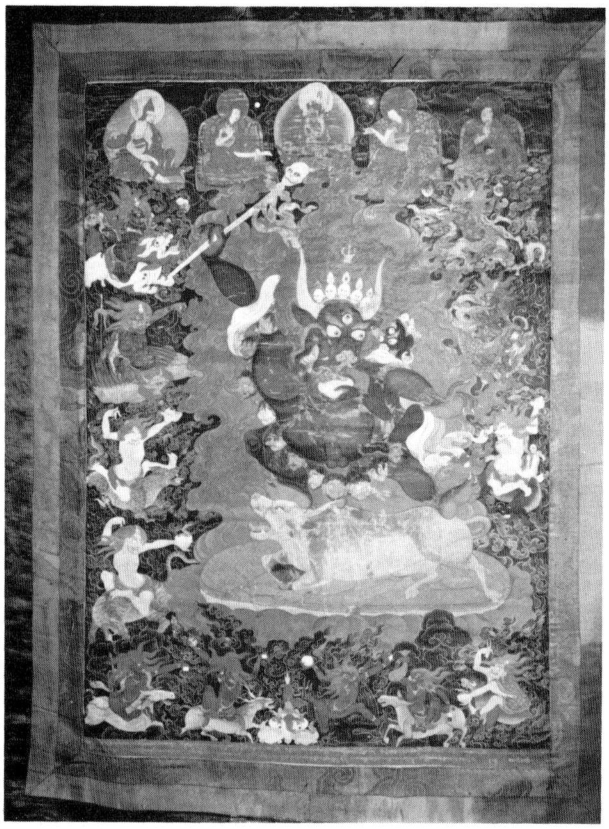

61 Zu den geheimen tantrischen Darstellungen des Vajrayâna in Tibet gehörten auch die Formen des Totengottes Yama, der vor flammender Aureole auf einem blauen Stier mit seiner Partnerin Yamî und begleitenden Gottheiten erscheint. Tibet, 18. Jahrhundert.

62 In einem Tempelhof eines buddhistischen Klosters der tantrischen Sekte befinden sich auf doppeltem Lotusthron große, gravierte Maṇḍalas, die im Mittelpunkt entsprechender Rituale an die Gottheiten verwendet werden. Ratnakaramahâvihâra, Lalitpur, Nepal.

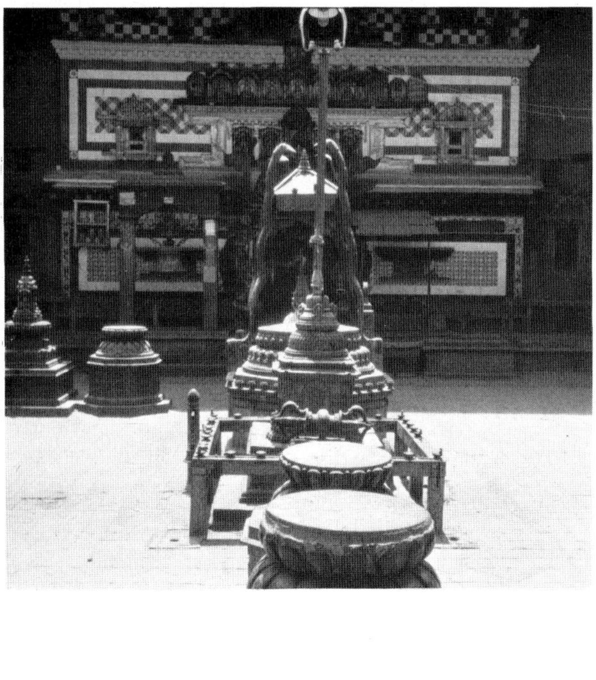

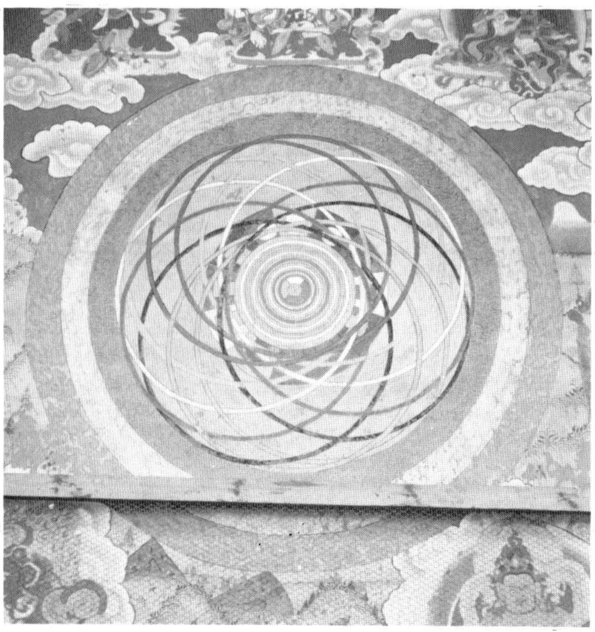

63 Lamaistische Darstellung der kosmischen Urschöpfung aus den fünf elementaren Strahlungen innerhalb eines großen Feuerkreises. Wandfresko aus Punakha-rDzong in Bhutan.

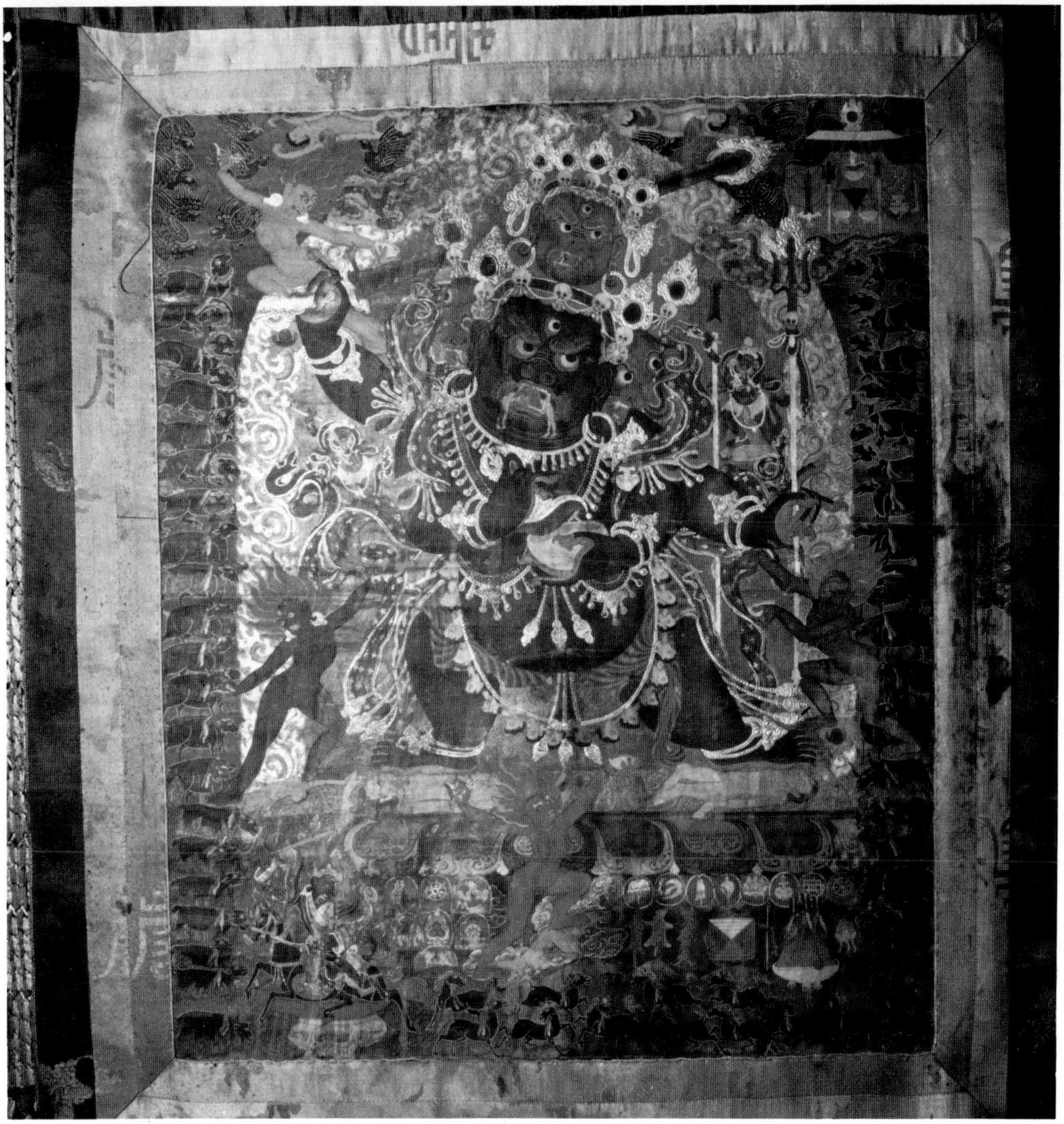

64 Charakteristisch für die geheimen Rituale des buddhistischen Tantrismus in Tibet sind die zornvollen Gottheiten als Beschützer der Lehre. Tibetische Thang-ka (auf Leinwand) mit der Darstellung des vierköpfigen und vierarmigen Mahâkâla und begleitenden Gottheiten sowie symbolischen Opfergaben. Die Rituale für diese dämonischen Gottheiten dürfen nur von Eingeweihten begangen werden. Tibet, 18. Jahrhundert.

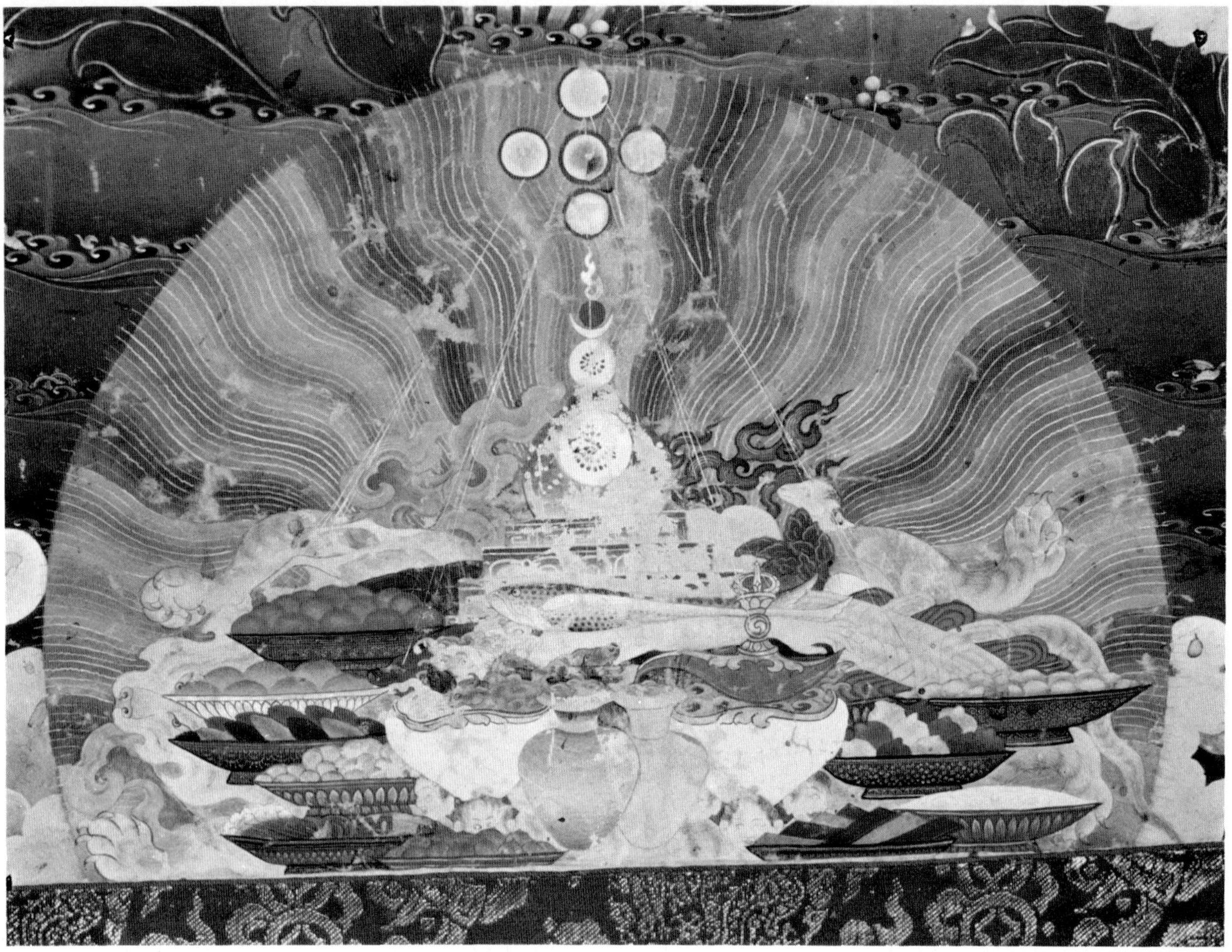

65 Zu den wichtigsten tantrischen Opferritualen mit geheimer Symbolik zählt diese Anordnung von Gaben aller Art (bestehend unter anderem aus gTor-ma, rDzas-brgyad, Sha-lnga bdud-rtsi), auf die von oben (Mitte) die fünf Lichter der Tathâgatas herableuchten. Das ganze Opfer erstrahlt dann in einer fünffarbigen Lichtaura. Vollkommene Opfer dieser Art werden für Einweihungen und für die Riten des Tibetischen Totenbuches aufgebaut. Detail aus einer tibetischen Malerei, 18. Jahrhundert.

66 Tantrisches Gemälde aus Tibet mit Darstellung der 58 schreckensvollen Gottheiten aus den Maṇḍalas des Tibetischen Totenbuches. Sie umfassen eine Gruppe von zusammen 110 Gottheiten, die ein geschlossenes Lehrsystem innerhalb der buddhistischen Tantras darstellen. Die Gottheiten sind Erscheinungen auf dem Weg des Verstorbenen durch die Nachtodwelt. Tibet, etwa 18. bis 19. Jahrhundert.

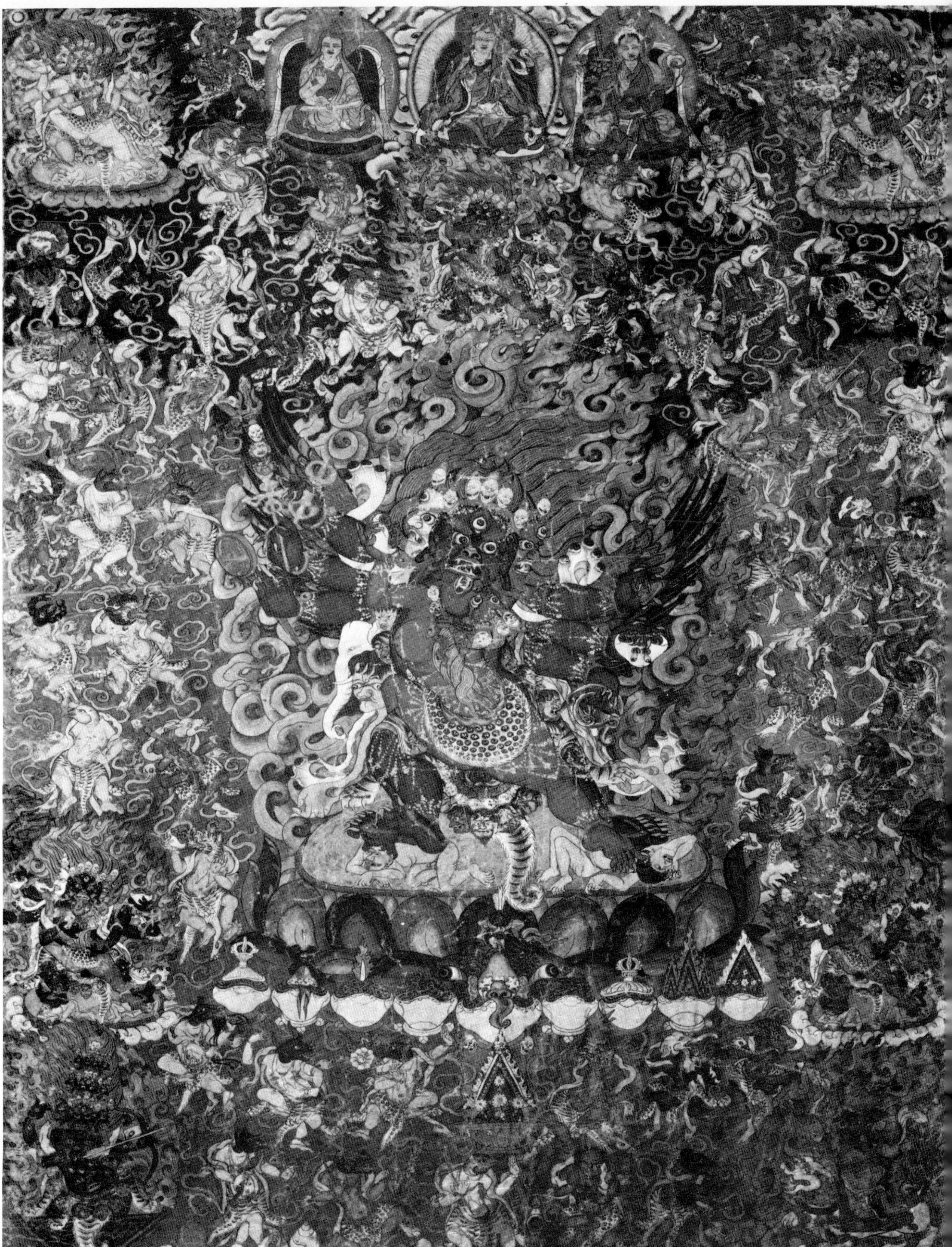

67 In Tibet haben sich Traditionen des indischen Tantrismus mit alten einheimischen und zentralasiatischen Religionsformen verbunden und eine neue Form esoterischer Repräsentation geschaffen. Wir sehen ein sogenanntes Projektionsmaṇḍala mit einer großen Zahl symbolischer Opfergaben für eine tibetische Schutzgottheit (Beg-tse) und deren Begleiter, die als magische Erscheinungen erst durch aktive Imagination in die auf dem Bild vorbereiteten Formen gebannt werden sollen. Tibet, 19. Jahrhundert.

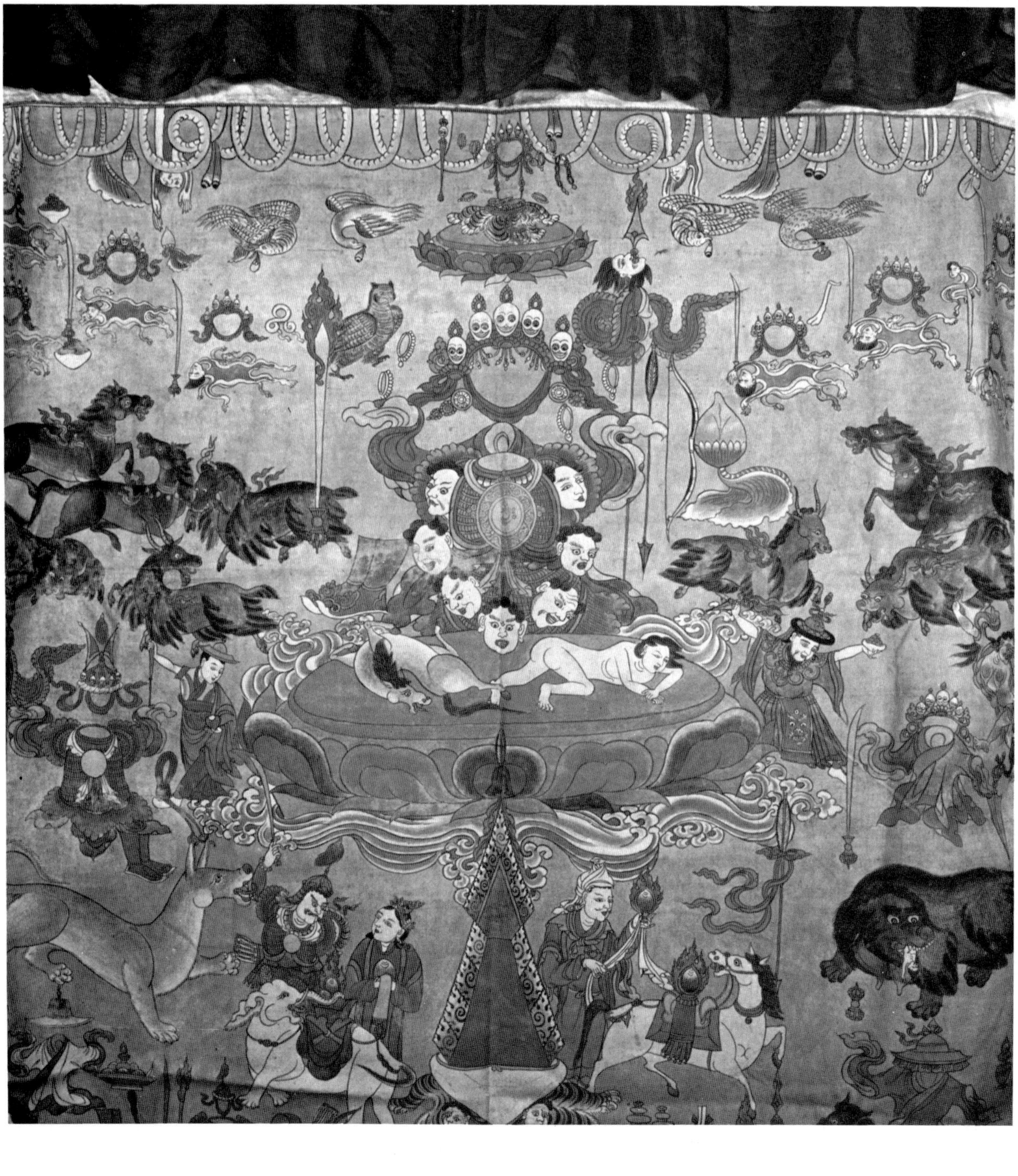

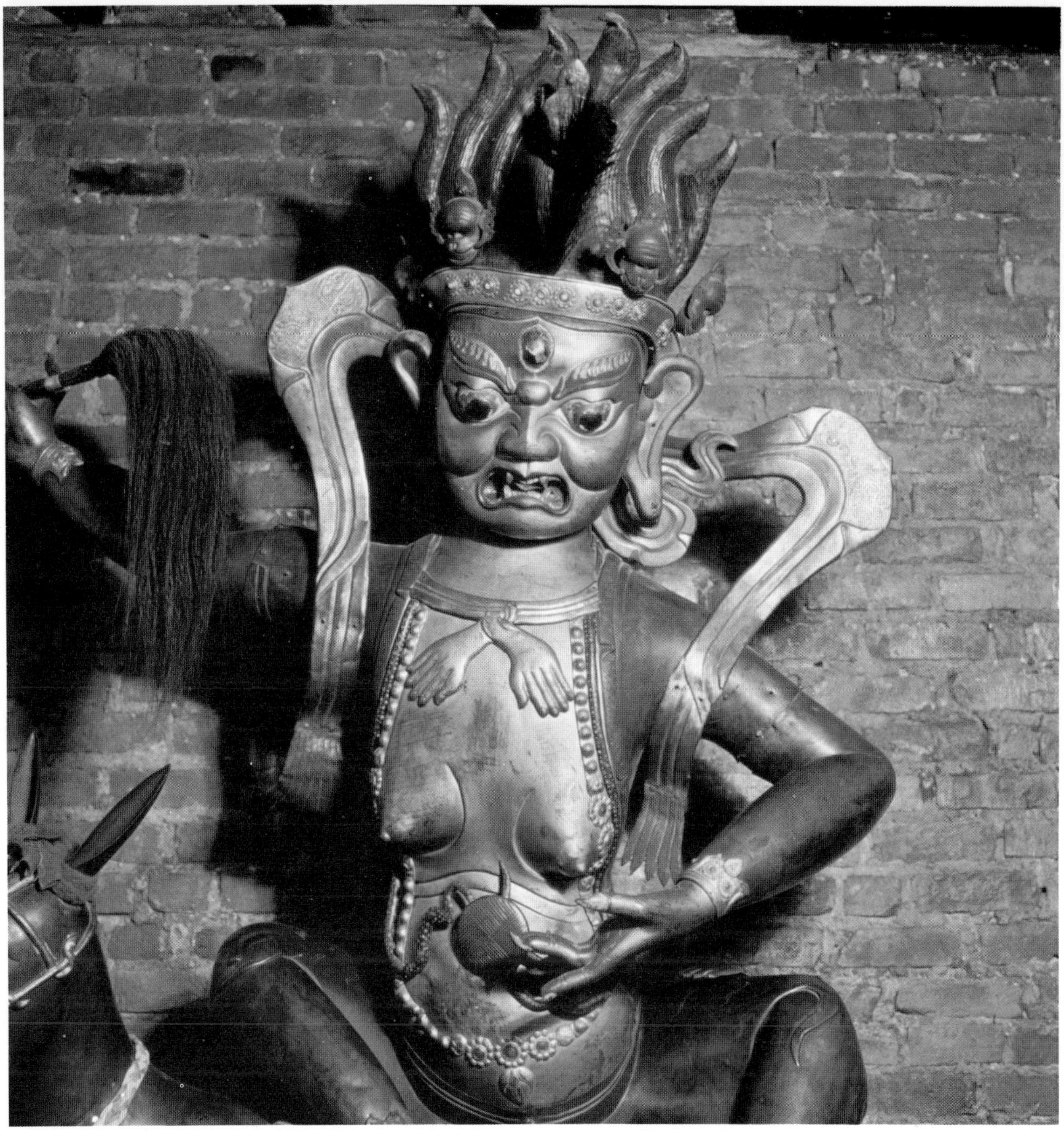

68 Lamaistische Monumentalbronze der dämonischen Göttin dPal-ldan lha-mo; sie ist die Schutzgottheit von Lhasa in Tibet. 18. Jahrhundert.

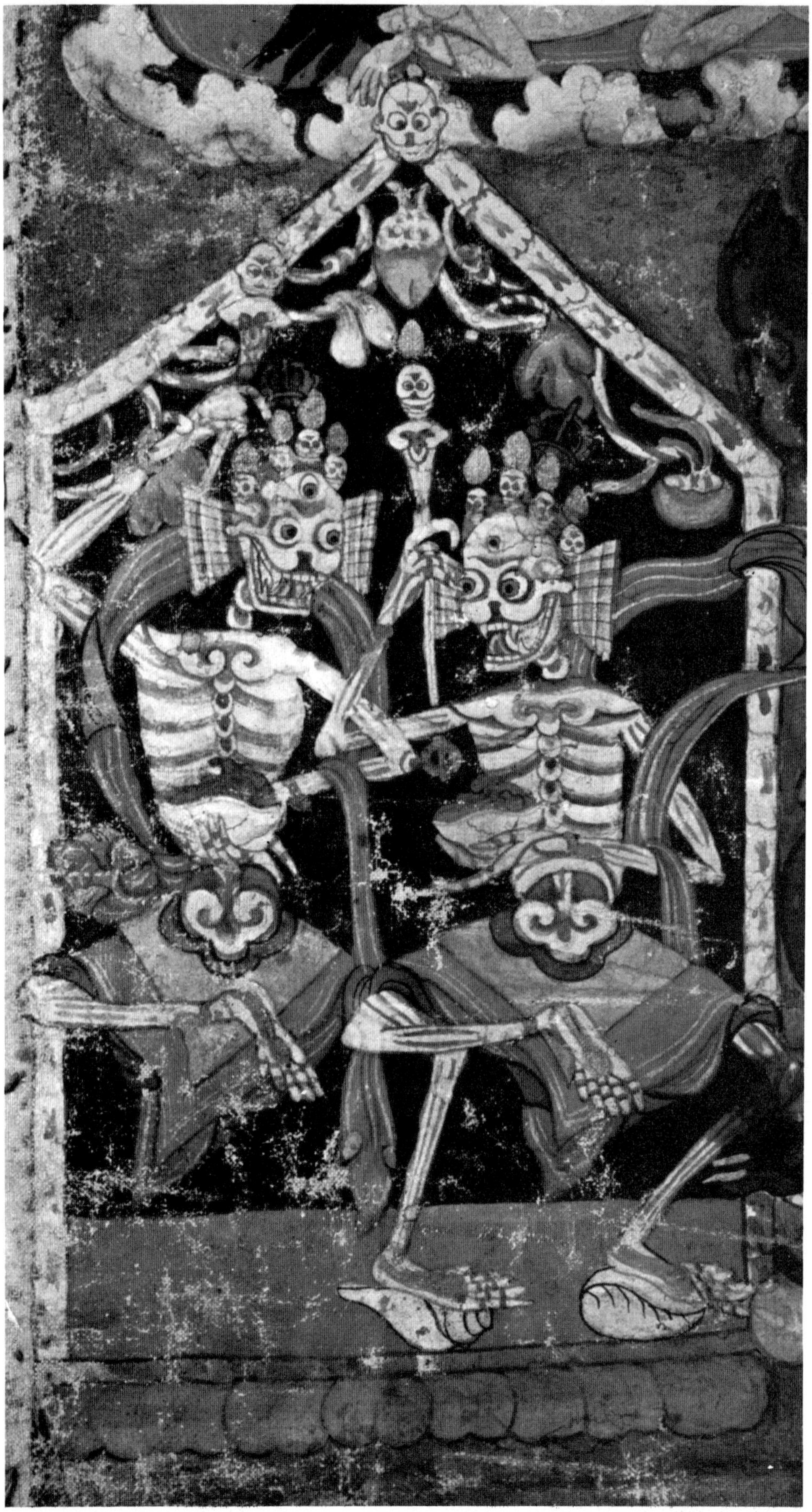

69 Als Symbol der vergänglichen Welt und der Wandlung durch Tod und Wiedergeburt erscheint in den Maṇḍalas bestimmter tantrischer Riten auch das Paar der Friedhofsdämonen (Citipati). Ausschnitt aus einer tibetischen Malerei des 18. Jahrhunderts.

70 Auch in der vorbuddhistischen tibetischen Bon-Religion, der alteinheimischen Lehre von Tibet, haben sich wesentliche Anschauungen des Tantrismus durchgesetzt. Das Gemälde zeigt eine dämonische Gottheit, bekleidet in der Art der Siddhas, die zusammen mit einer weiblichen Partnerin auf einem Lotusthron sitzt. Etwa 19. Jahrhundert.

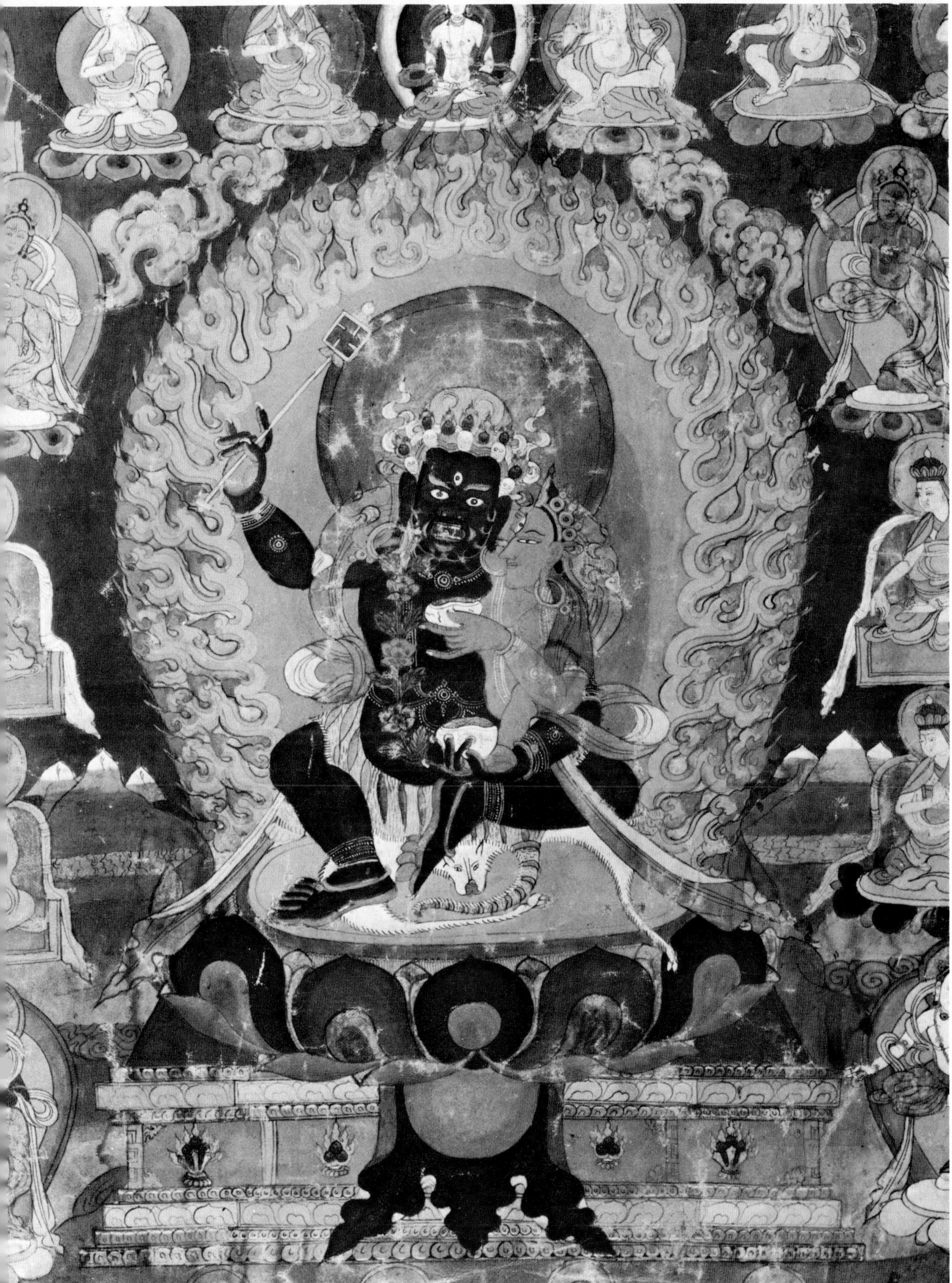

5. **Tantrische Elemente in der Bon-Religion Tibets**
Die alte vorbuddhistische Religion von Tibet, die vor allem im westlichen Tibet schon lange vor dem Buddhismus bestanden hat und viele Teile der Himalayaländer mit umfaßte, ist die Bon-Religion. In der Frühzeit war sie sehr stark mit magisch-animistischen Elementen durchsetzt und konnte in mancher Hinsicht mit den schamanistischen Traditionen Zentralasiens verglichen werden. Mit der Ausbreitung des Buddhismus in Tibet gelangte die einheimische Religion mehr und mehr in Opposition zum Vajrayâna, das als die von den tibetischen Königen geförderte Religion über die Bon-Lehre gesetzt wurde. In einem langen geschichtlichen Prozeß der Anpassung, verursacht durch die bedrängte Lage gegenüber dem Buddhismus und durch Kontakte mit dem hochentwickelten Lehrgebäude des tantrischen Vajrayâna, begann eine innere Wandlung der tibetischen Bon-Religion, die in ihren Lehrinhalten schließlich dem Buddhismus teilweise zum Verwechseln ähnlich wurde. Dieser religionsgeschichtlich einmalige Prozeß führte nicht nur zur Übernahme eines großen Anteils von buddhistischen Ordnungsprinzipien und Lehren durch die Bon-Religion, sondern auch zur Entwicklung einer tantrischen Lehrüberlieferung ganz im Sinne der alten indischen Vorbilder. Schon in früher Zeit werden auch tantrische Siddhas der Bon-Lehre bekannt, die eine mündliche Überlieferung von geheimen Lehren aus Zhang-Zhung (Provinz in West-Tibet) einsetzen, die von so bedeutenden Siddhas wie Dran-pa nam-mkha', Tshedbang rig-'dzin und vielen anderen getragen wurde.
Die Schriften der Bon-Religion erhalten die gleiche Aufteilung wie im Buddhismus, also die Klassifizierung in die „neun Fahrzeuge" und die beiden Klassen der Sûtra und Tantra.
In der Ikonographie erscheinen zahlreiche Gottheiten, die in hohem Maße denen des tibetischen Buddhismus ähnlich sind oder dessen Grundformen verraten. So gibt es den blauen Âdibuddha Samantabhadra, komplexe Formen von Initiationsgottheiten mit mehreren Köpfen und Armen wie etwa rGyal-ba 'dus-pa und eine Gruppe der fünf Buddhas. Diese haben die gleichen kosmologischen Zuordnungen und Farben wie im Buddhismus, ihnen entsprechen bestimmte Keimsilben, Mantras und Weisheiten. Diese Buddhas werden wie viele andere Gottheiten auch in den Maṇḍalas zusammengefaßt, die nach kosmologischer Ordnung aufgeteilt sind. In dem Lehrsystem des „Reinen Klanges" (tibetisch: A-dkar theg-pa) werden genaue tantrische Anweisungen zur spirituellen Wandlung durch die Maṇḍalarituale gegeben. In den Schriften des Ye-gshen theg-pa finden wir die klassischen tantrischen Übungen Indiens wieder, die als die Vereinigung der bildlichen Schau (tibetisch: bsKyed) und deren ganzheitliche Verwirklichung (tibetisch: rDzogs) bekannt sind. Deren Gleichzeitigkeit führt zur gnostischen Erfahrung der „Zwei in Einem" (tibetisch: Zung-'jug) als höchstes Ziel des tantrischen Weges auch in der Bon-Religion.
So hat auch diese Religion ihre dämonischen Gottheiten, vor allem aber eine große Zahl von niederen Gottheiten besonders in der theriomorphen Erscheinungsform, die uns auf die animistische Grundlage aufmerksam machen. Einer der mächtigsten unter den schreckensvollen Gottheiten ist dBal-gsas, der mit neun Köpfen und achtzehn Armen versehen ist. Wie viele andere der dämonischen Schutzgottheiten erscheint auch er in der tantrischen Einheit mit einer weiblichen Entsprechung. Ebenfalls finden wir in den Lehren des tibetischen Bon ein Totenbuch, das zur Führung der Verstorbenen im jenseitigen Reich verwendet wird. In ihm erscheinen in den Lichtkreisen die erwähnten fünf Buddhas des Bon und auch die sechs Buddhas der Inkarnationsbereiche, in denen der Mensch aufgrund seines Karma wiedergeboren werden kann.
Es ist besonders die tibetische Kunst innerhalb der Bon-Religion, die uns eindeutig die heute bestehende tantrische Prägung sichtbar macht, nachdem diese Gedanken schon vor Jahrhunderten in die an sich sehr alte Religion integriert wurden.
Daher verwendet auch heute noch der Bon-Priester bei seinen Riten zur Bannung der Gottheiten und Dämonen die Keimsilben, Mantra, Mudrâ und die magischen Kreise der Gottheiten, die als altüberlieferte Hilfsmittel der indischen Tantras von jeher in Gebrauch waren. Abschließend ist hier zu sagen, daß die Grundlagen und die Beziehungen der Bon-Religion zum Tantra noch kaum erforscht sind und viele Aspekte enthalten, die noch geklärt werden müssen, ehe ein entsprechendes Urteil gegeben werden kann.

6. **Einflüsse des Tantra in der Jaina-Religion Indiens**
Die durch Mahâvira etwa im sechsten Jahrhundert v. Chr. eingesetzte Jaina-Religion Indiens ist für den Tantrismus nur am Rande von Interesse, da es nie in der Natur dieser Lehre gelegen hat, Tantra als einen Weg der Auseinandersetzung mit der Welt anzunehmen, die doch von dieser streng mönchischen Religion so weit als nur immer möglich gemieden wurde. Es ist denkbar, daß seit dem 10. bis 11. Jahrhundert etwa einige Einflüsse tantrischen Denkens vor allem aus dem Bereich der Meditationspraxis von der Jaina-Religion übernommen wurden, die aus der Schule der Nâtha-Siddhas des Tantrikers Goraknâtha stammten, welche den Śivaismus tantrischer Prägung vertrat. Die in der jainistischen Kunst vorhandenen Darstellungen beziehen sich vor allem auf die umfangreiche und sehr komplizierte Kosmologie, die in Yantras ausführlich dargestellt wurde.

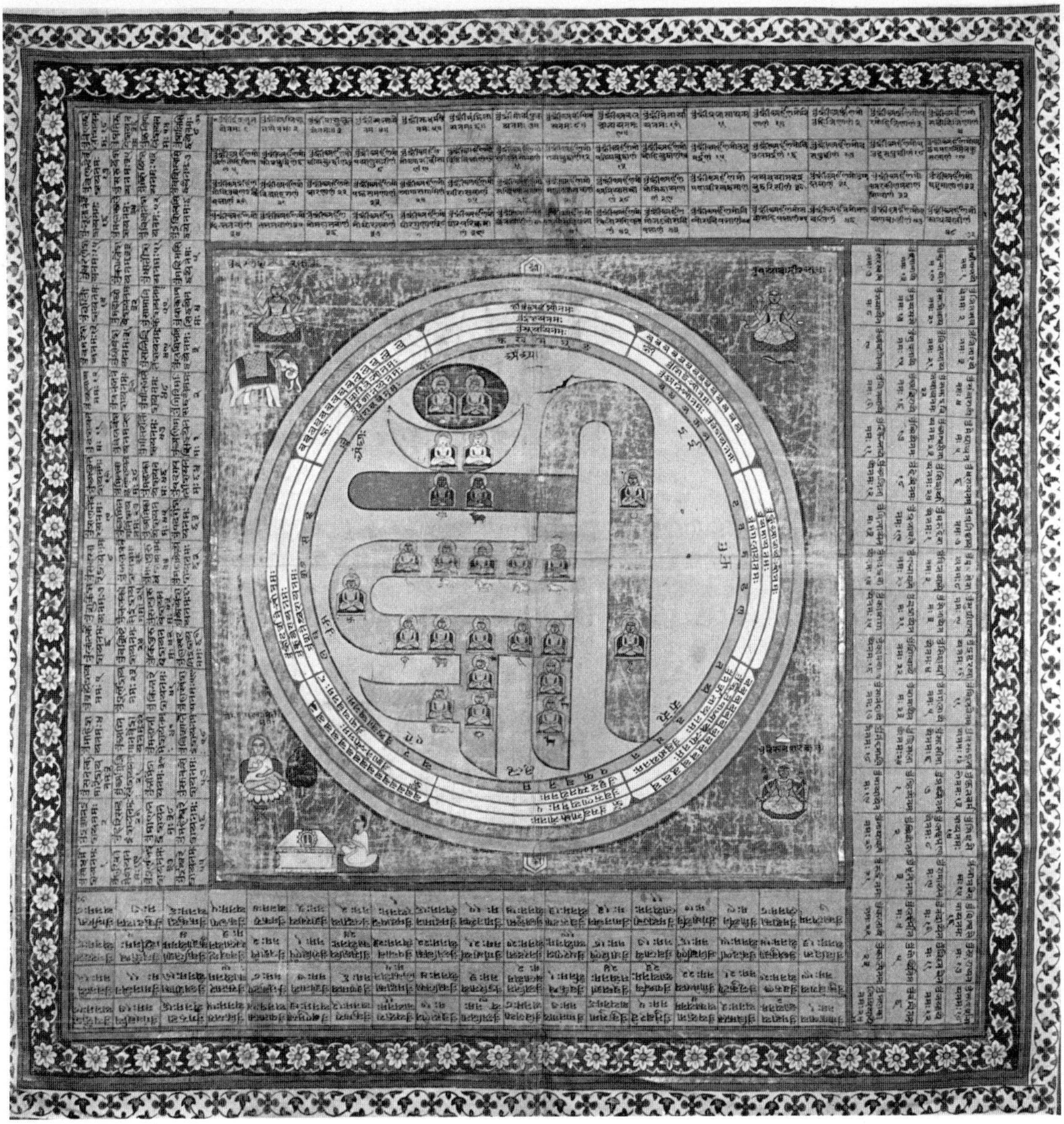

71 Gemälde aus der Jaina-Religion mit dem Diagramm eines Yantra der mantrischen Keimsilben Oṁ-Hrīṁ. Innerhalb der Linien dieser Silben befinden sich die kleinen Ikonen der 24 Tîrthaṅkaras der Jaina-Lehre. Jeder dieser mystischen Vorläufer der Jaina-Sekte ist durch ein bestimmtes Symbol namentlich gekennzeichnet. Indien, etwa 18. Jahrhundert.

Außerdem gibt es bei den Jaina-Yantras solche mit der alten indischen Schöpfungssilbe OM, die den Ursprung und auch das Ende der manifesten Welt symbolisiert. Diese yantrischen Diagramme mit der Silbe OM zeigen oft die Reihe der früheren Verkünder der alten Jaina-Lehre, die als Tîrthaṇkara bekannt waren; die beiden letzten und historisch erwiesenen waren Pârśva und Mahâvira, der Gründer des heutigen Systems.
Der Jainismus verkündet zum Teil recht archaische Ideen von einer Welt von tausenden von getrennten Einheiten und einer Unzahl von Einzelseelen, die in einer anfangslosen und auch endlosen Welt schon immer vorhanden waren. Einen Weltenschöpfer gibt es nicht, und die Seele sucht sich vom Körperdasein hinweg zum rein Geistigen zu bewegen. So stand an sich dieses religiöse System dem Tantrismus immer fremd gegenüber.
Tantrische Erkenntnisse konnten also vornehmlich nur auf dem Gebiet meditativer Hilfsmittel und yogischer Techniken und in der sehr umfangreichen Kosmologie der Jainas Eingang finden. Gerade die kosmologischen und auch astrologischen Darstellungen als Yantras der Weltenschöpfung und Weltordnung sind von großer Ausführlichkeit und bringen eine detaillierte Darstellung vieler Einzelwesenheiten, aus denen sich die Welt zusammensetzt. Sie zeigen eine dem Maṇḍala ähnliche Anordnung der drei Welten, der Unterwelt, der Oberwelt und einer Überwelt. In der Oberwelt befindet sich der als Achse der Welt gedachte Berg Sumeru, und um ihn herum gruppieren sich Jambûdvîpa sowie darauffolgend die Welten der Wesen und der Menschen. Die um den zentralen Punkt geordneten Darstellungen bieten so ein gewisses Schema für die Meditation über das komplizierte und hierarchische Gefüge von Welt und Geist in ihren einzelnen Aspekten von Materie und Einzelseelen, die uns an die Techniken der tantrischen Bildmeditation erinnern.
Die Anordnungen in den Kosmogrammen zur Betrachtung des Weges von der grobstofflichen Welt bis hin zu den Sphären des rein Geistigen zeigen in mancher Hinsicht das zentrierte Schema um den Mittelpunkt, der als der wichtigste Teil der Meditation zu verstehen ist. In dieser Mitte sieht sich auch der Jaina-Anhänger als ein Teilhaber des kosmischen Weltgefüges, das er in einem fast unendlich langen Prozeß der Wiedergeburten und der psychischen Reinigung langsam zu überwinden hofft, um in die überweltlichen Himmelsreiche der erlösten Seelen zu gelangen.

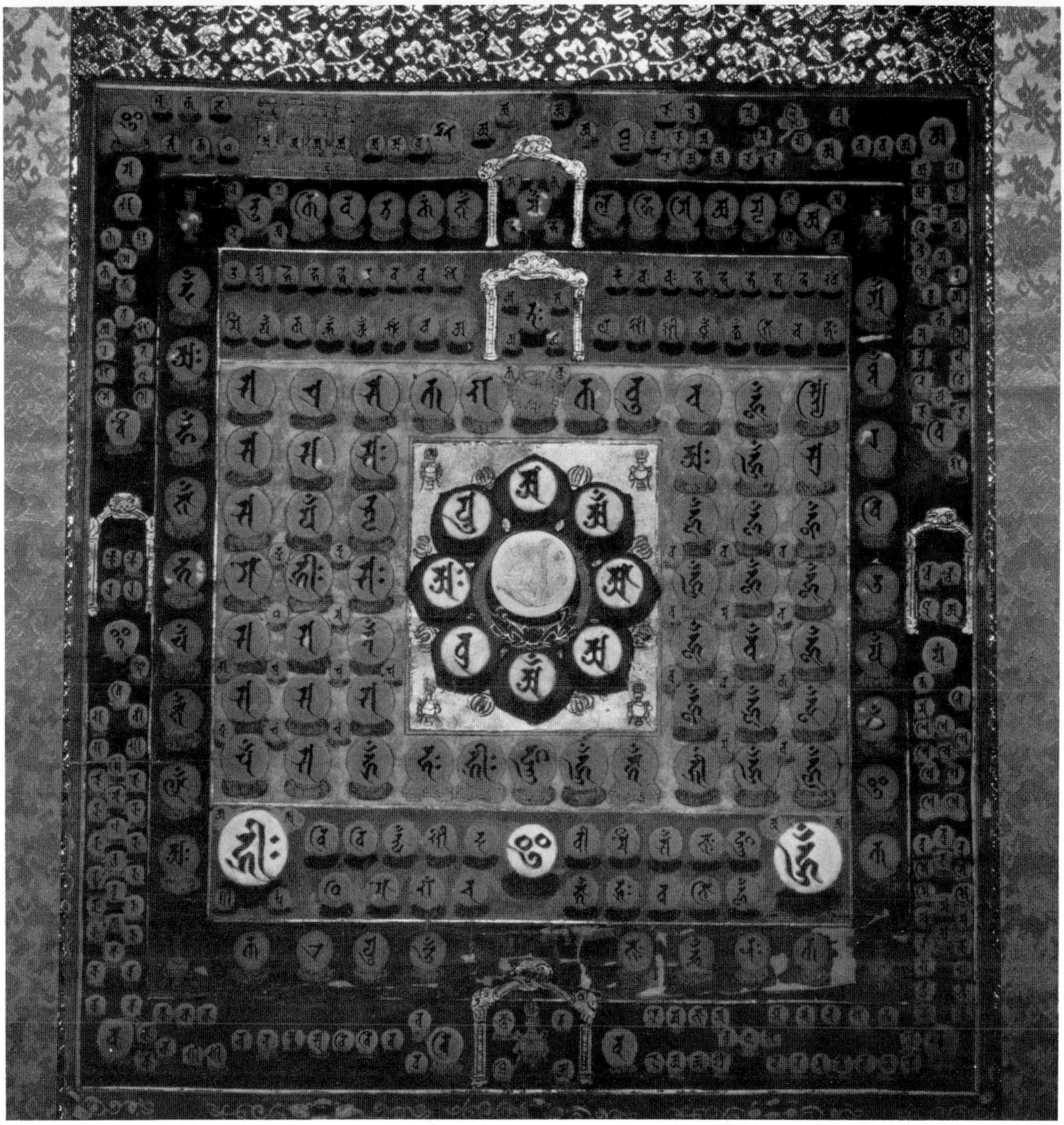

72 Bis nach Japan hin gelangten tantrische Lehrsysteme des Buddhismus, wo sie in den großen Maṇḍalas der Shin-gon Tradition wieder erscheinen. Wir sehen ein solches Maṇḍala der Buddhas und Gottheiten, deren Gegenwart durch die mantrischen Keimsilben in der sogenannten Siddha-Schrift angedeutet wird. Japan, 18. Jahrhundert.

IV. Tantra als psychologischer Weg zur Ganzheit des Menschen

1. Beiträge aus dem abendländischen Geist

Es erhebt sich nach unserer kleinen Einführung in das vielgestaltige Wesen des Tantrismus für den abendländischen Menschen die natürliche Frage, ob und wie weit die Erkenntnisse des Tantrismus einen Beitrag zur westlichen Erfahrung leisten können. Vor allem müssen wir da nach einigen Ansatzpunkten im westlichen Denken suchen, von denen aus sich eine Brücke schlagen ließe zur tantrischen Denkweise Asiens. Darüber hinaus stellt sich die Frage, ob wir überhaupt Vergleiche ziehen können und dürfen, nachdem wir wissen, daß die geistigen, religionsgeschichtlichen und historischen Voraussetzungen in Ost und West von ganz verschiedenen Ausgangspunkten bestimmt sind. Unsere abendländische Denkweise und Weltauffassung, unser Begriff von Gott und der Transzendenz sind ganz anders geartet als die östlichen Erkenntnisformen. Außerdem können wesentliche Inhalte von Begriffen der tantrischen Terminologie nicht gut oder kaum treffend in unsere Sprache wiedergegeben oder vermittelt werden. Trotzdem kann ein kleiner Versuch des Vergleichs überaus lohnend und lehrreich sein.

Wir finden bei den europäischen Denkern, Religionskündern und Mystikern doch wertvolle Gedanken oder Denkansätze in Bezug auf Lebenserkenntnis, die mit den Erfahrungen der tantrischen Weisheit Asiens manches Gemeinsame aufweisen. Und nur auf das Gemeinsame der Erfahrungen bei der Wandlung und Vollendung des Individuums wollen wir kurz hinweisen. Aus der Geisteswelt einerseits und aus der Psychologie andererseits wollen wir einige wenige Erkenntnisse herausgreifen, die nur zur eigenen weiterverarbeitenden Anregung dienlich sein sollen.

Da finden wir schon in den ersten nachchristlichen Jahrhunderten bedeutende Gelehrte wie Plotin, Augustinus oder auch die christlichen Gnostiker wie Basilides, Valentinus und Mani, die alle einen großen Beitrag zum neuen Menschenbild der nachhellenistischen Zeit leisteten. Plotin erkennt, daß eine Seele, die „um sich selbst weiß" eine ständige Kreisbewegung „um den Mittelpunkt" macht, und daß in diesem Mittelpunkt der „Quell des Lebens" und der „Quell des Geistes", der „Urgrund des Seienden" und die „Wurzel der Seele" zu finden ist. Gerade Plotin legte ja großen Wert auf die Selbstfindung und das Verständnis der unvermeidbaren Dinge in der Welt. Wer nach ihm also glaubt, der Auseinandersetzung mit der Welt entgehen zu können, der hat „weder diese Welt begriffen, noch jene gesehen". Es ist also folgerichtig, daß eine „Losreißung der Seele vom Sinnlichen allein nicht helfen kann, denn dann würde unser Heil wesentlich von der Materie stammen, nämlich von ihrer Negation". Der Weg liegt also zwischen den Extremen, beide Einstellungen des menschlichen Geistes sind zu akzeptieren und zur Einheit zu bringen. Gewöhnlich haben nach den Worten von Plotin „die Einzelseelen einen geistigen Trieb, der sie zurückwendet zu ihrem Ursprung" und ebenso haben sie „auch eine Kraft, die auf die niedere Welt gerichtet ist". Da beide Einstellungen ihre notwendige Existenzberechtigung haben, gibt es also nur den Weg zur großen Einheit mit dem Zentrum der Seele (Selbst), der von Plotin als ein Idealzustand der menschlichen Vollendung gepriesen wird. Der Vollendete hat sich selbst erkannt, „bei sich selbst aber ist reines Schauen, denn er ist schon zur Einheit vorgedrungen und zum Stillesein nicht nur von den äußeren Dingen, sondern auch vor seinem eigenen Innern; alles liegt inwendig in ihm" (III, 8, 6). Geradezu klassisch sind auch die Meditationsanweisungen zur Schau des göttlichen Bildes in der Seele, das man „abklären und hellmachen" soll, bis man es strahlend erblickt, thronend auf einem „heiligreinen Postament". Dann soll man eins werden mit der göttlichen Schau und die Integration des Bildes durch Identifikation vollziehen. Bei Plotin ist das Einheitserlebnis eine der wesentlichsten psychischen Erfahrungen, die in einer Weise geschildert werden, als kämen sie aus den Anweisungen des indischen Yoga. Denn auch dort könnten die Worte Plotins geschrieben stehen, daß „das Erkennende, je tiefer es erkennt, um so mehr mit dem Erkannten zur Einheit wird. Denn solange sie zwei blieben, muß das Erkennende ein anderes sein und anderes das Erkannte."

Andere Gedankenverbindungen bieten sich aus der valentinianischen Gnosis an, die eine augenfällige Assoziation zur tantrischen Lehre vom Urbuddha und der aus ihm kommenden ersten Pentade der fünf Tathâgatas mit ihren weiblichen Entsprechungen erlauben. Da ist „der Urvater der Geeinten" oder der „Ewiglebende Erste". Er ist ein „Selbstverursachter" oder die Frucht „seiner selbst"; er ist „aus sich selbst geschaffen, und wir erfahren, daß aus ihm alle Dinge hervorgingen. Aus ihm erscheinen daher auch im ersten Raum die „Fünf Glieder des Vaters". Sie sind „Geeinte" oder „Ganzheiten" und erscheinen als solche im doppelten Aspekt als männlich-weibliche Äonen. Aus diesen fünf Ur-

gestalten, die in ihrem doppelten Aspekt der untrennbaren Einheit eine Dekade bilden, emanieren alle anderen Götter und Dinge der Welt. Diese kurzen Hinweise genügen, um gewisse Übereinstimmungen in einer archetypisch strukturierten Anordnung zwischen dem gnostischen Schöpfungsbild und etwa dem grundlegenden Maṇḍala der fünf Buddhas zu zeigen.
Der bedeutende Mystiker Eckhart kommt aus der mönchischen Tradition und hat einen recht unabhängigen Weg zur Vollendung der Persönlichkeit aufgezeigt. Eckharts spirituelle Aussage seiner reinen Gottesmystik spiegelt Gedanken von alltäglichem Charakter wider. Für uns interessant ist es, wie er die Funktion des schöpferischen Geistes mit der weiblichen Natur vergleicht. So muß der menschliche Geist, wenn er fruchtbar werden will, „notwendig ein Weib sein. Weib ist das Edelste Wort, das man der Seele zusprechen mag." In ihrer weiblichen Fähigkeit ist also die Seele diejenige, die als Hervorbringerin aller Eigenschaften und Tugenden sich selbst darstellt und zur Vollendung bringt. Mehrfach wies Eckhart die Menschen seiner Zeit auch darauf hin, daß sie nur allein durch sich selbst zur Freiheit gelangen können. „Warum bleibt ihr denn nicht in euch selber und greift in euer eigenes Gut? Ihr tragt doch alle Wahrheit wesenhaft in euch!" Hierzu bedarf es der oben schon mehrfach zitierten Freiheit des Geistes von den Bindungen an die äußeren Dinge, wie auch Eckhart gemahnt: „Der Geist soll also frei sein, daß er an allen nennbaren Dingen nicht hange und daß sie nicht an ihm hangen."
Dieser Aspekt einer notwendigen Loslösung von der Außenwelt, die zu einer gewissen Freiheit von ihr führen soll, wird ebenfalls von Jakob Böhme aufgegriffen und bewegt geschildert. Vom Objekt her ist für Böhme kein Ding böse an sich, „es liegt ein Gutes darinnen". Was aber bindet, das ist Begehren und Trieb: „Die Finsternis nimmt ihren Urstand aus der ewigen Begierde." Sie wird ausgelöst durch unser Vorstellungsvermögen und die an sich triebhafte Natur der Libido. „Freud und Leid, Liebe und Freundschaft, alles urständet durch Imagination und Lust." So legt Böhme es dem Menschen selbst nahe, wohin er sich wenden mag, denn er erkannte in umfassender Schau, daß Himmel, Hölle und Paradies Zustände der menschlichen Seele seien. „Es ist ein jeder sein eigener Gott und auch sein eigener Teufel; zu welcher Gestalt er sich neigt . . . derselben Werkmeister wird er." Böhme erkannte bereits klar die psychologische Natur der seelischen Einstellung des Menschen, und vor allem die scheinbar unvereinbare Gegensätzlichkeit der Natur, deren Dynamik vom Individuum beherrscht und genutzt werden kann. Die von Böhme immer wieder treffend geschilderte Gegensatzwelt und ihre untrennbare Einheit erinnert uns fast an tantrische Aussagen und etwa an die dramatische Gegensatzproblematik in den Visionen des Tibetischen Totenbuches.
Aber jede wirkliche Welterfahrung muß in der Anerkennung dieser schöpferischen Gegensätze gipfeln, wenn eine innere Wandlung eintreten soll. „Die Erde hat eben auch solche Qualitäten und Quellgeister wie die Tiefe über der Erde und wie der Himmel, und alles gehöret miteinander zusammen zu einem Leibe, und der ganze Gott ist der selbe einige Leib." Dieser Erkenntnisvorgang ist von so grundsätzlicher Natur, weil er zur geistigen Umwandlung führen soll, daß Böhme ihn zu Recht als eine „Wiedergeburt" bezeichnet.
„Der Mensch ist wie das ganze Haus dieser Welt, wo immer Liebe und Zorn miteinander ringet, und sich immer der neue Leib inmitten der Angst gebäret. Denn also muß es sein, willst du anders von neuem geboren werden, anders erreicht kein Mensch die Wiedergeburt." Hat ein Mensch diesen Sinn erfaßt und „seine Eigenschaften zur Wiedergeburt formiert", dann wird er frei und erlangt den Zustand „göttlicher Weisheit".
Das Problem der Freiheit in einer gegebenen Welt der Bindungen ist wohl der Kernpunkt aller menschlichen Bestrebungen; es wurde zur eigentlichen Aufgabe der Meisterung durch Yoga erhoben, es war die wesentliche Antriebsfeder für die vielseitigen Bemühungen der Tantras in Indien, und es stellte sich ebenfalls den großen Denkern des Abendlandes. Die Freiheit des Gemüts von der Knechtschaft (der menschlichen Affekte) macht sich Spinoza zur Aufgabe in seiner „Ethik" und stellt fest: „Wenn die Menschen frei geboren würden, würden sie keinen Begriff von Guten und Schlechten bilden, so lange sie frei blieben" (IV, 68). Die Konfrontation mit der „ganzen Welt" der beiden Extreme ist also eine heilsame und bewußtseinserweiternde; oder Vollbewußtsein ist Freiheit, wie es im Yoga formuliert wurde. Spinoza kommt zu dem Schluß: „Sofern die Seele alle Dinge als notwendig erkennt, insofern hat sie eine größere Macht über die Affekte oder leidet weniger von ihnen."
In seiner Abhandlung „von der Freiheit" schließlich erfahren wir eine Definition über die Glückseligkeit, die von einer großen Einsicht in das wahre Wesen der menschlichen Freiheit zeugt (V, 42): „Die Glückseligkeit ist nicht der Lohn der Tugend, sondern selbst Tugend; wir erfreuen uns ihrer nicht deshalb, weil wir die Gelüste hemmen, sondern umgekehrt, weil wir uns ihrer erfreuen, deswegen können wir die Gelüste hemmen."
Nicht zuletzt aber sei die bisher noch nicht gewürdigte Alchemie als die geheime Wissenschaft des ganzen Mittelalters erwähnt, deren Symbolik eine Fülle von Erkenntnissen aufzeigen kann, die schon von der Form her auch für das tantrische Denken

geradezu charakteristisch zu sein scheinen. Magie und Rituale, Elementarlehre und Kosmologie, Sonne und Mond, Dreieck, Quadrat und Fünfzahl, männliche und weibliche Symbolik, Leben und Tod, Wandlung und Wiedergeburt und die Vereinigung der Gegensätze sind Zeichen und Sprache der Alchemie, die zumindest formal ihre Gegenbilder auch in den Tantras hat. Das Streben nach einem ganzheitlichen Menschenbild und nach der Vereinigung der Gegensätze ist dem Tantra und der Alchemie gemeinsam. So verschieden die Ansätze sind, so bieten doch deren Ergebnisse manche Möglichkeiten zum klärenden Vergleich.

2. Psychologische Aspekte im west-östlichen Vergleich

Von ganz besonderem Interesse sind die Erfahrungen von Yoga und Tantra für die analytische Psychologie. Es war vor allem C. G. Jung, der sich erstmals in seinen vergleichenden Studien der psychischen Symbolik den Lehren des Ostens zuwandte und bedeutende Erkenntnisse sammelte, die für die psychologische Wissenschaft und Praxis von Nutzen sein können. Die indischen Tantras enthalten außer den philosophischen und religiösen Elementen einen hohen Anteil an psychologischer Methodik und Erfahrung, und wir müssen feststellen, daß die auf älteste Zeiten zurückgehenden Möglichkeiten von Yoga und Tantra bei weitem noch nicht genügend bekannt oder gar von uns ausgeschöpft worden sind. Wir können nur ganz kurz in Stichworten einige der auffallenden Gedanken aufgreifen, die leicht in ein sinnvolles Verhältnis zur analytischen Psychologie gebracht werden können.

Setzen wir nunmehr das bisher über Yoga und Tantra-Gesagte voraus, so können wir den Yoga als eine systematische Lehre zur Konzentration und Selbstbeherrschung bezeichnen, die psychologisch gesehen das Ziel verfolgt, durch gesteuerte und kontrollierte Introversion eine heilsame Zentroversion der Psyche zu erreichen. Die beabsichtigte Konzentration auf die Innenwelt des Bewußtseins und auf die aus dem Unbewußten aufsteigenden Inhalte soll zu einer Auseinandersetzung und abschließenden Klärung mit dem Selbst führen.

Als wichtigstes Instrument verwendet auch der Yoga die Analyse, und zwar eine Selbst-Analyse möglichst mit Überwachung durch einen geistigen Führer (Guru). Das Mittel der Analyse des Bewußtseins ist das „unterscheidende Denken" (viveka), das zur klaren Selbstdarstellung und endgültigen Erkenntnis und Auflösung solcher psychischen Inhalte dienen soll, die dem Weg zur seelischen Freiheit als Hindernis entgegenstehen.

Ganz besonders aber ist unterscheidendes (analytisches) Denken auf die Welt der Objekte und deren Beziehungen zum Individuum anzuwenden, da hier, sozusagen an der Front der Bindungen und der falschen Identifikation mit den Objekten, die große Auseinandersetzung zwischen Unwissenheit und Wissen stattfindet. Es sind die zwei Aspekte eines Objektes, das oft ganz falsche Bild von den Objekten einerseits, das der Mensch in sich trägt (von Jung als Objektimago bezeichnet) und der eigentlich sachliche objektive Wert eines Gegenstandes. Durch falsche Identifikation mit einer meist falsch oder nicht objektiv gesehenen Außenwelt entsteht „psychisches Leiden" oder der Konflikt mit der Welt. Gerade der Tantrismus legt nun besonderen Wert auf die rechte Anpassung sowohl an die äußere, objektive wie an die innere, psychische Welt. Durch Bewußtseinstraining im Yoga soll der Mensch den bewußten Bereich seiner Erfahrung und die Verwirklichung dieser beiden Welten erweitern und dynamisch gestalten. Diese Kraft oder Energetik der Psyche wird ausgelöst durch eine im Tantra immer wieder von allen Seiten her betrachtete Gegensatzproblematik, die bewußt in Symbolen dargestellt wird und zu der eine ganze Skala von Lösungsmöglichkeiten aufgestellt wurde. Der Tantra vertritt grundsätzlich den Standpunkt einer psychischen Energetik, die ihre Lebenskraft aus der Gegensatzdynamik (Enantiodromie) erhält. Aus der vom Tantra verlangten und immer wieder zu übenden coniunctio oppositorum der äußeren Weltaspekte sowie der innerpsychischen Gegensätze wird schließlich ein Prozeß ständig sich erneuernder Bewußtwerdung und Bewußtseinserweiterung in Gang gesetzt, der zur Wandlung, Individuation und Integration des ganzen Menschen innerhalb der Welt führen soll. Innerhalb des gesamten Rahmens der Gegensatzvereinigung werden vom tantrischen Yoga alle Stufen der persönlichen Individuation durchschritten, wie etwa die im Tantra praktizierte bewußte Anerkennung und schöpferische Integration der Schattenseite des Bewußtseins (dämonische Aspekte, zornvolle Gottheiten als Durchgang und Wandlung). Dann haben wir das innere Seelenbild vom gegengeschlechtlichen Typ des Individuums zu erwähnen, das als Anima oder Animus zu einer inneren Begegnung mit dem Gegenbild und zu einer Anpassung an dieses führt. Es ist ein Schritt zur psychischen Ganzheit des Menschen, die sich im tantrischen Symbolismus durch die Vereinigung von Gott und Göttin oder von Geist und Potenz kundtut.

Der Weg zur psychischen Wandlung und Vollendung, der im Tantra ja zu einer neuen und höher angesetzten Identität führen soll, wird auf dem schöpferischen Boden der archetypischen Funktion im Grunde des Unbewußten aufgebaut. Der tantrische Symbolismus offenbart eine ganze Reihe solcher Archetypen, die sich an den primären Erfahrungen der Psyche orientieren. Die immer in Gegensatzpaaren aufgestellte Symbolik bedient sich solcher Urbilder, die auch in vielen anderen Kulturen zu finden sind (Gottesbild, Muttteraspekt, Weltenberg, Schlange, Sonne, Mond, Quaternität und viele andere). Die yogischen Techniken bemühen sich um eine Betrachtung und schöpferische, das heißt energetische Verwendung der Urbilder, die zur Klärung des Bewußtseins und zur Dynamisierung der psychischen und geistigen Energie dienen können. Dazu verwendet der Yoga die sehr hoch entwickelten Übungen der Visualisation, der aktiven Imagination (bhâvanâ und dhâraṇâ) und der vollkommenen Selbstidentifikation (ahaṁkâra). Aktive Imagination führt zur Erkenntnis seiner selbst durch Betrachtung der Beziehungen zwischen Selbst, Imago und Welt. Als Mittel der Übung wird ein Licht oder Bild zur allseitigen Betrachtung, Selbstreflexion und Verwirklichung vorgestellt. Nach allen diesen Übungen und Erfahrungen soll der Mensch zu einer psychischen Ganzheit gelangen, wie sie im symbolischen Kosmos der Maṇḍalas dargestellt wird. „Der Geist reinigt sich selbst", sagte der Siddha Saraha und sprach damit vielleicht die natürliche Selbstheilungstendenz des Bewußtseins an, wenn es nur richtig erschlossen wird.

Besonders die Aussagen der tantrischen Siddhas werfen aktuelle Fragen zur vergleichenden Psychologie auf, wie etwa die der transzendenten Funktion des Bewußtseins, der synchronistischen Erscheinungen bei Bewußtwerdungsvorgängen, die zum Moment der schöpferischen Spontaneität werden, angedeutet etwa in dem schwierigen Begriff von dem „gleichzeitig geborenen Wissen" (sahajañâna). Alles dies sind Anregungen und Fragen an die Psychologie der Tantras einerseits und für die westliche Psychologie vielleicht von großer Bedeutung andererseits, wenn die Quellen erschlossen werden können; es ist ein weites Feld, von dem wir nur wenige Schritte Boden gesehen haben.

Als Höhepunkt der tantrischen Vollendungssymbolik und der psychischen Individuation in Asien erleben wir das Maṇḍala. Es ist ein vereinigendes und vereintes Symbol für eine Ganzheit des Menschen, bei der das Verhältnis von der Welt der Empirie, der Psyche und der Transzendenz übereinstimmen. Im Maṇḍala befinden sich die Symbole vom Anfang des geistigen, religiösen und ethischen Weges (meist alle drei zusammen), von den Stufen der Wandlung bis hin zum angedeuteten Ziel der Integration aller Bestrebungen, die zur Herabkunft der Götter im Maṇḍala führen. Und dieses Maṇḍala schließlich ist Symbol der Verwirklichung im Zentrum der Psyche.

Literatur

In diesem Verzeichnis sind nur die direkt verwendeten Titel berücksichtigt; weitere Quellenangaben zu Yoga und Tantra befinden sich besonders bei A. Bharati, L. Joshi und P. Rawson.

Agrawala, V. S., Śiva Mahâdeva, the great god, Varanasi 1966
Anuruddha, R. P., An Introduction into Lamaism, Hoshiarpur 1959
Avalon, A., Mahâmâya, the world as power: power as consciousness, Madras 1964
Introduction to Tantra Sâstra, Madras 1969
The great Liberation, Mahânirvâṇa Tantra, Madras 1963
The greatness of Śiva, Madras 1963
The Serpent Power, Madras 1950
Banerji, S. C., Cultural Heritage of Kashmir, Calcutta 1965
Bharati, A., The Tantric Tradition, London 1965
Bareau, A., Schubring W., Fürer-Haimendorf, C. v., Die Religionen Indiens III, Stuttgart 1964
Bhattacharya, B., Niṣpannayogâvali of Abhayâkaragupta, Baroda 1949
Guhyasamâja-Tantra, Baroda 1931
The Indian Buddhist Iconography, Calcutta 1968
Introduction to Buddhist Esoterism, Varanasi 1964
Sâdhanamâlâ, Vols. I, II, Baroda 1968
Bhattacharyya, H., The Cultural Heritage of India, The Religions Vol. IV, Calcutta 1956
Blofeld, J., The Way of Power, London 1969
Chang, C. C., Muses, C. A., Esoteric Teachings of the Tibetan Tantra, New York 1961
Dasgupta, S. B., An Introduction to tantric Buddhism, Calcutta 1950
David-Neel, A., Meister und Schüler, Leipzig 1934
Magic and Mystery in Tibet, London 1965
Deussen, P., Die Philosophie der Upaniṣads, Leipzig 1899
Die nachvedische Philosophie der Inder, Leipzig 1914
Sechzig Upanisads des Veda, Leipzig 1905
Eliade, M., Yoga, Unsterblichkeit und Freiheit, Zürich 1960
Patanjali et le Yoga, Paris 1962
Evans-Wentz, W. Y., The Tibetan Book of the Dead, London 1959
The Tibetan Book of the great Liberation, London 1954
Tibetan Yoga and Secret Doctrines, London 1958
Glasenapp, H. v., Die Philosophie der Inder, Stuttgart 1958
Die Religionen Indiens, Stuttgart 1943
Buddhistische Mysterien, Stuttgart 1940
Guenther, H. V., Yuganaddha, The Tantric View of Life, Varanasi 1969
The Life and the Teaching of Nâropa, Oxford 1963
The royal Song of Saraha, Seattle 1969
Hauer, J. W., Der Yoga, ein indischer Weg zum Selbst, Stuttgart 1958
Joshi, L., Studies in the Buddhistic Culture of India, Delhi 1967
Kaviraj, G., Aspects of Indian Thought, Burdwan 1966
Lauf, D. I., Das Erbe Tibets, Bern 1972
Pott, P. H., Yoga and Yantra, The Hague 1966
Rawson, P. S., The Art of Tantra, London 1973
Shahidullah, M., Les Chants Mystiques de Kânha et de Saraha, Paris 1928
Sivananada, S., Kundalini-Yoga, München-Planegg 1953
Snellgrove, D. L., Buddhist Himalaya, Oxford 1957
The Hevajra Tantra, London 1959
Tucci, G., Theory and Practice of the Mandala, London 1961
Tibetan Painted Scrolls, Rome 1949
Tucci, G., Heissig, W., Die Religionen Tibets und der Mongolei, Stuttgart 1970

Baynes, C. A., Der Erlösungsgedanke in der christlichen Gnosis, Eranos-Jahrbuch 1937
Böhme, J., Seraphinisch Blumen-Gärtlein, Leipzig 1918
Eckehart, Ausgewählte Schriften und Predigten, Gütersloh n. d.
Plotin, Schriften, Band I, Hamburg 1956
Spinoza, B. de, Ethik, Leipzig 1919

Bildnachweis:

Alle Fotos und Zeichnungen außer Bild-Nr. 4, 15, 25, 28, 38 und 64 fertigte der Verfasser an. Die Bildrechte verdanken wir:

Nr. 1, 7, 9, 10, 19–22, 27, 32, 36, 37, 41, 55, 56, 59, 60, 63, 67 und 70: Sammlung Mann und Privatsammlungen in New-York.

Nr. 4, 12 und 28: Völkerkundemuseum der Universität Zürich.

Nr. 5, 8, 11, 13, 14, 18, 44, 47–50, 53, 71: Privatsammlung München.

Nr. 15, 38, 39, 42, 51, 52, 54, 57, 58, 64–66 und 69: Schoettle-Ostasiatica, Stuttgart.

Nr. 43: Privatsammlung Stuttgart.

Nr. 25: Galerie von Schroeder, Zürich.

Die Standorte der abgebildeten Tempel von Indien, Nepal und Bhutan sind in den Bildlegenden angegeben.